Hanne Seemann

Psychosomatik zwischen Medizin und Psychotherapie

Mit der Seele sprechen lernen

Klett-Cotta

Für Eva

MIX
Papier | Fördert gute Waldnutzung
FSC® C083411

Klett-Cotta
www.klett-cotta.de

Umschlaggestaltung: Weiß/Freiburg GmbH
unter Verwendung einer Abbildung von Victor Koldunov/Adobe Stock
Gesetzt von Eberl & Koesel Studio, Altusried-Krugzell
Gedruckt und gebunden von CPI Clausen & Bosse GmbH, Leck
ISBN 978-3-608-98664-8
E-Book ISBN 978-3-608-11958-9
PDF-E-Book ISBN 978-3-608-20594-7

Bibliografische Information der Deutschen Nationalbibliothek
Die Deutsche Nationalbibliothek verzeichnet diese Publikation in der Deutschen Nationalbibliografie; detaillierte bibliografische Daten sind im Internet über http://dnb.d-nb.de abrufbar.

Fach-
buch
Klett-Cotta

Man tut, was man kann

Inhalt

Vorwort

Wenn Patienten mit schon lange bestehenden psychosomatischen Störungen bei mir nach einem Behandlungstermin anfragen, dann haben sie entweder eine Überweisung oder eine Empfehlung zur Psychotherapie. Da ich niedergelassene psychologische – also nicht ärztliche – Psychotherapeutin bin, denken sie, sie wären bei mir vielleicht am richtigen Platz – falls wir etwas miteinander anfangen können, was wir nach ein oder zwei Probesitzungen wissen würden.

Da ich mich auf Psychosomatik spezialisiert habe, also ausschließlich Menschen mit psychosomatischen Störungen behandle, sind sieverwundert und irgendwie auch enttäuscht, wenn ich sage, dass ich keine Probesitzungen mache und auch keine fortlaufende Psychotherapie anbiete, sondern nur eine einzige Beratungssitzung – die allerdings ungefähr zwei Stunden lang dauert und die sie selbst bezahlen müssen. Ich habe eine Privatpraxis. Wenn dann ein solcher Patient sagt: »Ja, gut, wenn das reicht!?« Sage ich: »Das werden wir dann sehen.«

Die meisten meiner Patienten kommen auf Empfehlung von früheren Patienten oder einer bestimmten Ärztin, die mich kennt. Oder sie haben ein, zwei Bücher gelesen oder meinen Psychosomatik-Vortrag gehört und sagen: »Ich glaube, jetzt habe ich endlich verstanden, was ich habe, können wir einen Termin ausmachen?«

Wenn eine Patientin oder ein Patient fest davon überzeugt ist, eine ›richtige‹ Psychotherapie zu benötigen und ich, auf Nachfrage, bestätige, dass ich tatsächlich Psychotherapeutin bin, kommen natürlich alle gern erst mal zu diesem einen ominösen Beratungstermin herbei – denn den bekommen sie innerhalb einer Woche, während sie sich vorher schon mehrere Abfuhren und sehr lange Wartezeiten bei Psychotherapeuten eingehandelt haben und froh sind, dass sich zunächst mal schnell jemand um sie kümmert. Ich sage dann: »Kommen Sie mal her – und am Ende der Sitzung entscheiden wir gemeinsam, wie es weitergehen soll.«

Patienten mit diagnostisch erhärteten psychischen Störungen, die einen Namen haben, nehme ich nicht an und wünsche ihnen Glück auf ihrer Suche nach einem Psychotherapeuten – wohin die psychischen Störungen auch gehören.

Die psychosomatischen Störungen nicht.

Die gehören in eine sachkundige psychosomatische Beratung – und die wirkt schnell. Sie muss auch schnell greifen, weil hier Not am Mann, der Frau oder dem Kind ist und weil sich diese Art von Störungen durch therapeutische Fehlversuche verschlimmern. Diesen Menschen geht es schlecht, ihr Leben stagniert und ihre Zukunft ist blockiert. Weil sich aber in ihrem Inneren schon seit einiger Zeit eine lebenswichtige Veränderung angebahnt hat, die gewissermaßen schon in den Startlöchern sitzt und darauf wartet, loszulaufen, kommt die Veränderung sehr schnell in Gang – in einer Sitzung eben –, wenn man den richtigen Impuls setzt und die Richtung findet, wo es hingehen soll: in das passende eigene Leben.

Bei psychischen Störungen braucht es eine mehr oder weniger langdauernde psychotherapeutische Begleitung: also Psychotherapie.

Die Störungsbilder – psychische oder psychosomatische – auseinanderzuhalten und entsprechend therapeutisch zu handeln, darum geht es auf den folgenden Seiten.

Und ob Sie, verehrte Leser, zu den angesprochenen Patienten gehören oder zur Zunft der therapeutisch Tätigen – ich hoffe, dass Sie einen Gewinn aus der Lektüre ziehen und sich zukünftig weniger häufig verirren mögen – in Ihrem Leben und in Ihrer Arbeit.

St. Leon-Rot, im März 2022

P.S.: An dieser Stelle schon gleich mal eine Anmerkung, weil der Leserin und dem Leser schon aufgefallen sein dürfte, dass ich nicht gendergerecht schreibe und spreche. Deshalb hier explizit: Mit »der Mensch« meine ich natürlich immer auch »die Menschin«, mit »der Körper« immer auch »die Körperin«. »Die Psyche« oder »die Seele« meint nicht, dass Männer sowas nicht haben, obwohl diesbezügliche Gerüchte kursieren.

1 Einleitung: Man tut, was man gelernt hat

Wenn jemand im Laufe seines Lebens oder zum Ende hin sagt: »Ich habe getan, was ich konnte«, so zeugt das zumindest von Bemühen und gutem Willen. Und ob es nun viel oder wenig, gut oder schlecht war – mehr kann nicht verlangt werden.

Das gilt für viele Lebenssituationen, und es gilt auch für Ärzte und Psychotherapeuten, an die sich Menschen mit einer psychosomatischen Störung um Hilfe wenden.

Und, was tun wir? Eben das, was wir können, und das ist zunächst einmal das, was wir gelernt haben. Für die noch jungen und angehenden Ärzte und Psychotherapeuten trifft das im Besonderen zu – und, um es gleich zu sagen: Über Psychosomatik haben wir alle so gut wie nichts gelernt. Daher kommt die mehr oder weniger große Hilflosigkeit, mit der Ärzte und Psychotherapeuten – ebenso wie die betroffenen Patienten – psychosomatischen Störungen gegenüberstehen.

Es gibt auch viele psychosomatische Kliniken und Ambulanzen, wohin sich Patienten mit psychosomatischen Störungen wenden können. Weil dort aber keiner sagen will: »Davon verstehe ich zu wenig«, tut eben jeder, was er kann. Der Hausarzt überweist an einen oder mehrere Fachkollegen zur Diagnostik, und der Psychologe tut auch, was er gelernt hat: Psychotherapie.

2 Psychosomatische Symptome sind etwas ganz Normales – jeder kennt sie

Bevor ein Mensch den langwierigen und oft frustrierenden Weg durch das therapeutische Versorgungssystem antritt, hat er meistens schon so manche psychosomatische Störung erlebt und bewältigt.

Auch ein ansonsten gesunder Mensch, welchen Alters auch immer, bekommt hin und wieder körperliche Symptome, die ihn stören. Er überlegt, was denn da mit seinem Rücken oder Magen, seiner Haut oder seinem Kopf los sein könnte. Und er denkt darüber nach, denn, wie gesagt, die Symptome stören ihn. Das ist nämlich ihr Sinn und Zweck: auf sich aufmerksam zu machen. Darauf komme ich später noch ausführlich zurück.

Erst einmal kurz gesagt: Wenn dieser Mensch bemerkt, dass sein Rücken ihm weh tut, weil er zu viel gesessen, zu schwer getragen oder gehoben hat oder weil er sich mal wieder geärgert hat, ohne reagieren zu können – also zum Beispiel zu schreien, zu fluchen oder wegzugehen –, wenn er also diese Zusammenhänge bemerkt, dann hat der Mensch eine gute Chance, solche Belastungen künftig zu vermeiden. Wenn er sie nicht vermeiden kann, weiß er wenigstens, was sein Rücken ihm sagen will, und geht zu seinem Physiotherapeuten, der ihm ein paar Dehnübungen zeigt, die er allmorgendlich machen muss. Daraufhin gehen die Symptome wieder weg – meistens.

Ähnlich bei Kopfschmerzen, die sich bei psychischen Belastungen aufbauen, meistens im Laufe des Tages – wogegen sehr oft Kopfschmerztabletten gut helfen, was wiederum zum Problem werden kann, wenn sich nach und nach ein Medikamenten-Kopfschmerz entwickelt. Bei Migräne weiß die betroffene Frau – sehr oft sind es Frauen, die als Erwachsene Migräne haben –, dass sie ihre Migräne pünktlich am Wochenende bekommt, und nimmt sich vorsorglich schon mal nichts vor. Es kann auch sein, dass die Migräne-Attacke bei übermäßigem Stress, oft auch bei abrupten Wechselsituationen des Luftdrucks oder der eigenen Hormonlage kommt, und dagegen ist nur schwer etwas auszurichten.

Viele ganz unterschiedliche körperliche Symptome als Reaktion auf eine Tätigkeit, eine innere Gefühlslage oder Lebenssituation, die der Körper als unbekömmlich erkennt, könnte man hier aufzählen – der Körper hat viele Funktionen und Orte, womit er protestieren kann.

Hauptsache, der betroffene Mensch bemerkt die Störung, macht sich ein paar Gedanken darüber und sorgt dafür, dass die Störung wieder verschwindet: Das nennt man Gegenregulation zur Wiederherstellung eines bekömmlichen funktionellen Gleichgewichts.

Eine Störung ist darüber definiert, dass ein normales Funktionieren unterbrochen wird und ein »Licht« aufleuchtet. Es wird also aus dem Körper ein Signal gesendet, und zwar so, dass es auffällt, und so entsteht das, was man eine »psychosomatische Störung« nennt.

Es kann sich aber auch um eine körperliche Erkrankung handeln – so leicht und auf den ersten Blick lässt sich das nicht unterscheiden. Wenn der betroffene Mensch dieses Signal allerdings kennt und zuordnen kann, wie eben gesagt, dann weiß er: Es ist psychosomatisch. Dafür braucht es keine medizinische Diagnostik.

Psychosomatische Symptome, welcher Art auch immer, sind etwas völlig Normales – und insofern nicht professionell therapiebedürftig! Sie sind sehr oft die einzige Möglichkeit des Körpers, zu signalisieren, dass er mit »irgendetwas« nicht zurechtkommt und seinen nächsten Angehörigen, also den Menschen, der mit ihm zusammenlebt, um Unterstützung bitten muss. Der Körper hat nur diese Symptomsprache zur Verfügung – aber weil er sich nicht verbal ausdrücken kann, wie es sich gehören würde, also hochdeutsch, wird er oft nicht verstanden.

Ganz so ist es allerdings nicht: Bevor der Körper sich mit stark störenden Symptomen »meldet«, hat er natürlich noch andere, allerdings leisere Töne auf Lager: Das sind die Gefühle und Stimmungen – die aber oft nicht bis zum Empfänger durchdringen, weil der anderweitig zu beschäftigt ist. Und, weil viele Menschen es nicht gewohnt sind, auf ihren Körper zu hören – außer er schreit laut und hört nicht damit auf.

Der Mensch, der ja mit seinem Körper schon lang und auf Dauer zusammenlebt, sollte »eigentlich« wissen, dass sein Körper normalerweise gut funktioniert, dass er sich auf ihn weitgehend verlassen kann, dass sein Körper ihn überall hin begleitet und ihm gehorcht, das heißt, »zu Diensten« ist. Es ist aber – im Normalgang – eine hierarchische Beziehung: Der Mensch ist der Herr im Hause und sagt an, wohin es gehen soll und was gemacht wird.

Es ist wichtig, sich diesen Sachverhalt vor Augen zu führen, damit man eine angemessene Einstellung zum eigenen Körper bekommt. Dass sich der Körper auch den absurdesten Unternehmungen des Menschen unterwirft und mitgeht – man hört ja so manches über Extremsportarten und Expeditionen in gefährliche Gegenden –, ist an sich schon erstaunlich, dass er aber seinen Menschen in Notsituationen niemals im Stich lässt – also, wenn es ums Überleben geht –, zeigt uns, dass er ein guter Freund ist.

Das ändert sich offensichtlich, wenn er mit einer körperlichen Krankheit oder einer psychosomatischen oder psychischen Störung aufwartet, die von seinem Menschen über einen längeren Zeitraum nicht richtig beantwortet wird – da wird der Körper herrisch, kehrt die Hierarchie um und übernimmt das Kommando.

Was tun, wenn das der Fall ist?

3 Jeder tut, was er kann – der langwierige Weg durch das therapeutische Versorgungsystem

Eine schwerwiegende körperliche Erkrankung bringt man zu einem entsprechenden Arzt, eine psychische Störung zu einem Psychotherapeuten – wohin geht man mit einer psychosomatischen Störung?

Vernünftigerweise zuerst einmal zu einem Arzt, denn die Symptome sind körperlicher Natur, man spürt sie im Körper, und sie fühlen sich fast immer an wie eine körperliche Erkrankung.

Der Patient beschreibt also seine Beschwerden, der Arzt erhebt, wenn er sich dafür die Zeit nimmt, eine Anamnese und gibt dem Symptom einen Namen: Magenbeschwerden, Rückenschmerzen, umherwandernde Schmerzen – vielleicht Fibromyalgie?, Energieverlust – etwa Burn-out?, Niedergeschlagenheit und anhaltende Lustlosigkeit – depressive Verstimmung?, wiederkehrende Hals- oder Blasenentzündungen – banale Erkältungszeichen? und so weiter.

Für einen Hausarzt ist so etwas täglich Brot. Und was tut er? Das, was er über solche Beschwerden gelernt hat, also das, was er kann. Hausärzte des alten Schlags sind an ihren Patienten nah dran, sie kennen sie und oft auch ihre Familien- und Lebensumstände. Sie können deshalb auch leicht Zusammenhänge zwischen wiederkehrenden Beschwerden und den aktuellen Lebensumständen ihrer Patienten sehen und entsprechend unterscheiden: Hier handelt es sich um eine körperliche Erkrankung mit diagnostiziertem körperlichem Befund oder aber um eine psychosomatische Störung, bei der kein Befund erhoben werden kann, der das Ausmaß und die Hartnäckigkeit der Symptome erklären könnte. Wenn der Hausarzt Letzteres erkennt, dann berät er seinen Patienten so, dass der auch die entsprechenden Zusammenhänge sehen kann. So werden die psychosomatischen Beschwerden wieder »normalisiert« und verschwinden, wenn eine gute Lebensordnung erneut gefunden wurde.

Es kann aber sein, dass beide – Arzt und Patient – es nicht dabei bewenden lassen wollen und eine Behandlung aufnehmen. Dafür gibt es so einige Gründe. Z.B., dass der Patient etwas Greifbares erwartet – ein Rezept –, und auf Seiten des Arztes, dass er für eine Beratung, die naturgemäß Zeit kosten würde, zu wenig honoriert wird und lieber kurzerhand etwas verschreibt.

Auch dann, wenn ein Arzt seinen Patienten und dessen Lebensumstände gut kennt, wird er vielleicht dazu neigen, eine körperliche Untersuchung vorzunehmen, wird eine Diagnose stellen und eine Therapie vorschlagen. Bei Magenschmerzen zum Beispiel einen Säurehemmer oder eine Magenspiegelung, bei Verspannungen Muskelrelaxantien, bei Kopfschmerzen etwas aus den vielfältigen Angeboten an Schmerzmitteln, bei Schlafstörungen ein Schlafmittel, bei depressiven Verstimmungen ein Amitryptilin, und so weiter.

Eine psychosomatische Störung entzieht sich sehr schnell und nachhaltig diesem Procedere.

Das ist nämlich schon der erste Systemfehler, der dem Patienten mit psychosomatischen Störungen begegnet. Da es einfacher ist, ein Medikament zu schlucken, als sein Leben zu verändern, greift der Patient vielleicht lieber dazu. Seine Symptome reagieren kurzfristig auf die verordnete Therapie – z.B. Medikamente und Physiotherapie –, langfristig nicht. Sie bleiben beharrlich da, werden häufiger, oft auch schlimmer, und das frustriert sowohl den Patienten wie auch seinen Arzt, der deshalb den nächsten Schritt macht: Er zieht einen oder mehrere Fachkollegen hinzu.

Wenn ich sage: »Jeder tut, was er kann«, so ist dieses Vorgehen durchaus regelkonform und genau das, was ein Arzt gelernt hat. Er hat in der Regel nicht gelernt, eine körperliche Erkrankung von einer psychosomatischen Störung zu unterscheiden und geht deshalb den sicheren Weg der organischen Diagnostik, um nichts zu versäumen oder zu übersehen. Das ist gut und richtig.

Es gibt allerdings – wie gesagt – Hausärzte, die ihre Patienten so gut kennen, dass sie sehr schnell erkennen und entscheiden, wo eine fachärztliche Abklärung nötig ist und wo ein Rat, die Lebensführung betreffend, angebracht wäre.

Manche Hausärzte tun beides quasi gleichzeitig, und das ist optimal. Sie sagen: »So, wie Sie das schildern, sind Ihre Beschwerden wahrscheinlich psychosomatischer Natur. Aber zur Sicherheit lassen wir das beim Neurologen, Orthopäden, Enterologen, Kardiologen etc. abklären. Dann sehen wir weiter.«

> Eine Erkrankung gehört ärztlich behandelt, eine psychosomatische Störung muss an den Patienten zurückverwiesen werden: Dafür ist er selbst zuständig, braucht aber Beratung.

Der Hausarzt als Vertrauensperson für den Patienten könnte also die Funktion übernehmen, die der Patient gegenüber seinem eigenen Körper einnehmen sollte, was er aber in dieser besonderen Situation, die ihn ängstigt, nicht kann.

Der Hausarzt als die nächstliegende professionelle Instanz hat zwar meistens in seinem Medizinstudium nichts oder sehr wenig über Psychosomatik gelernt – außer über Symptombilder, die zu kennen ihm aber bei der Behandlung nicht weiterhilft. Seine ärztlichen Erfahrungen haben ihn gelehrt und überzeugt, dass er sich für den Patienten Zeit nehmen muss, um sich klarzuwerden, in welcher Lebenslage der gerade feststeckt. Dann kann er vielleicht einen Zusammenhang zu dessen Beschwerden herstellen.

Auch wenn er dies tut, kann es sich der Hausarzt oft nicht leisten, auf weiterführende Fachdiagnostik zu verzichten, denn die meisten Patienten verlangen danach – zur Sicherheit und weil auch sie nicht in die psychosomatische Richtung denken wollen, denn dann müssten sie selbst etwas tun bzw. ändern. Sie lassen sich lieber behandeln – es ist also eine Frage der Zuständigkeit.

Viele Hausärzte fühlen sich allerdings nicht so recht zuständig, ihre Patienten zu beraten, weil sie zu Recht denken, das hätten sie nicht gelernt. Sie denken, sie müssten dafür Psychologie studiert haben – wissen aber nicht, dass Psychologen über diese Problemfelder auch nicht viel gelernt haben und in einer ähnlichen Situation sind wie sie selbst.

Um es noch einmal zu sagen: Für psychosomatische Beschwerden ist der davon betroffene Mensch selbst zuständig – es ist eine Frage seiner eigenen Lebensführung. Bis dahin, das heißt, bis jemand das verstanden hat und als eigene Aufgabe annehmen kann, ist manchmal ein weiter Weg. Und zwar deshalb, weil die Zuständigkeiten im Medizinsystem genauestens geregelt sind und weil es sich bei psychosomatischen Störungen vordergründig um ein medizinisches Problem zu handeln scheint.

Ist der Mensch erst im Medizinsystem gelandet, wo medizinische Behandlung nicht greift, wird dem Patienten gesagt: »Organisch ist alles in Ordnung bei Ihnen; das ist sicher psychisch – suchen Sie sich einen Psychotherapeuten.«

Das Umherirren im Gesundheitssystem kann Monate bis Jahre dauern, was an sich schon anstrengend und belastend ist. Und die Patienten sind währenddessen ihre Beschwerden nicht losgeworden – im Gegenteil. Soll man dafür jemandem einen Vorwurf machen? Ganz gewiss nicht. Denn man kann jedem einzelnen Fachdiagnostiker und Therapeuten, der sich während dieser Zeit um den Patienten bemüht hat, unterstellen, dass er sein Bestes getan hat.

Er hat getan, was er konnte.

Die einzelnen Professionen – die ärztlichen und die psychotherapeutischen übrigens auch – sind zunehmend spezialisiert, bestens und langwierig ausgebildet und wenden das an, was sie gelernt haben.

Mehr kann man nicht verlangen.

Wenn Fachärzte konsultiert werden, die keinen körperlichen Befund diagnostizieren, der die vorhandenen Symptome erklärt, dann kann es schon passieren, dass so ein Arzt sagt: »Sie dürften eigentlich überhaupt keine Schmerzen in Ihrem Bein haben – da ist nichts!«

Woraufhin der Patient denkt, man unterstelle ihm, dass er simuliere: »Ich bilde mir das doch nicht ein!?« Denn die Schmerzen hat er ja trotzdem weiterhin, und nun fühlt er sich auch noch allein gelassen.

Dass keine körperlichen Befunde erhoben werden können, gilt auch nicht immer. Bei vielen schweren und chronischen Schmerzzuständen zum Beispiel, die ursächlich nicht abgeklärt werden können, stellt man doch muskuläre Verspannungen fest, auch solche, die Nerven einklemmen, oder einen allgemein verspannten Körpertonus, der nicht variiert.

Das hat aber keinen Krankheitsstatus und läuft in der Diagnostik unter »funktionelle Beschwerden« – was seltsamerweise nicht ernst genug genommen wird. Man bekommt vielleicht Muskelrelaxantien verschrieben oder Betablocker, wenn es sich um eine funktionelle Rhythmusstörung handelt. Wenn die natürlichen Rhythmen eingeschränkt oder abgeflacht sind oder wenn sich kaum mehr etwas schwingend bewegt, bekommen die Patienten die Diagnose »Depressive Verstimmung« und erhalten Antidepressiva. Fast immer bekommen sie Psychopharmaka verschrieben, die sie meist nur kurzzeitig einnehmen – ohne es ihrem Arzt zu sagen –, weil die Nebenwirkungen die positiven Effekte überwiegen. Da nützt es auch nichts, wenn man ihnen sagt, dass sie Geduld haben müssen, bis sie eine Wirkung spüren – besonders bei den Antidepressiva. Die Patienten bringen die Geduld nicht auf. Sehr oft sind die betroffenen Patienten aber schon zufrieden, wenn sie hören, dass keine gravierende körperliche Krankheit hinter ihren Symptomen steckt.

Ich erinnere mich noch gut an mein Forschungsprojekt über Kopfschmerztherapie bei Kindern und Jugendlichen, in dem ein Teil der Kinder mit Migräne in die Neurologie geschickt wurde, wo eine intensive Analyse der Hirntätigkeit während der Migräne-Attacke und im Intervall untersucht wurde. Denn wie man weiß, unterscheiden sich manche Hirnfunktionen bei Menschen mit Migräne von denen, die keine Migräne haben. Das wollten sich die Forscher genauer ansehen.

Letztendlich wurde den Eltern mitgeteilt, dass ihr Kind Migräne habe, was sie vorher schon wussten, aber nun professionell bestätigt bekamen. Woraufhin die meisten von ihnen mit ihrem Kind nach Hause gingen, ohne eine weiterführende psychotherapeutische Beratung nachzufragen. Sie waren über Medikamente informiert worden. Aber obwohl sie wussten, dass sie ihrem Kind »eigentlich« kein Medikament geben wollten, waren sie doch so beruhigt darüber, dass das Kind keinen Hirntumor oder eine sonstige Erkrankung in seinem Kopf hatte – eben nur eine Migräne, und dabei geht nichts kaputt –, dass sie völlig übersahen, dass das Kind weiter unter schweren Kopfschmerzen leiden würde und das Problem in keiner Weise gelöst war.

So geht auch so mancher Patient von seinem Facharzt zusammen mit seiner Symptomatik wieder nach Hause, ist erst mal erleichtert, dass keine schwere Krankheit dahintersteckt, schluckt eine Weile die verordneten Medikamente, oft Psychopharmaka, und wirft sie bald weg, weil er sie nicht verträgt. Will sagen: wenig Wirkung – viel Nebenwirkung. Das ist typisch bei psychosomatischen Problemen.

Richtig schwierig kann es aber werden, wenn ein Arzt Überlegungen über eine mögliche schwere Erkrankung in den Raum stellt.

So erging es einem meiner noch sehr jungen Patienten, der sich für längere Zeit in einer anerkannten psychosomatischen Klinik aufhielt, wo man ihn durch und durch wegen starker und anhaltender Bauch- und Magenschmerzen untersuchte und behandelte und nichts fand und ein etwas ratloser junger Arzt in seinem Beisein mutmaßte, es könnte sich um Morbus Crohn handeln, was sich definitiv als Fehlalarm herausstellte. Dieser junge Mann entwickelte daraufhin zusätzlich Panikattacken, die nach und nach in eine Angststörung mündeten, einhergehend mit umherwandernden Weichteilschmerzen, was die Diagnose »Fibromyalgie« nach sich zog. Die Bauchschmerzen waren mittlerweile weg.

Ich hatte diesen jungen Mann erst etliche Monate später in meiner Praxis und fragte ihn nach den Gründen für seine massive Angst, und er sagte wörtlich: »Seit dieser Fehldiagnose damals von Morbus Crohn komme ich von dem Gedanken nicht los, dass ich doch noch Morbus Crohn bekomme – denn die Ärzte haben sich dabei doch was gedacht und irgendwas gesehen, was darauf hingedeutet hat.«

Man kann niemandem Vorwürfe machen. Alle haben ihre Profession gut gelernt und wenden sie an. Wenn die Kenntnisse aber auf die vorliegende psychosomatische Störung nicht passen, kann man nach allen Regeln der anerkannten Kunstfertigkeiten arbeiten, es wird wenig nützen.

Man muss sich nur mal die Leitlinien zur Behandlung von Fibromyalgie, unspezifischen Rückenschmerzen, Reizdarm, Magen-Darm-Irritationen und den vielen anderen psychosomatischen Symptomen, die sich der Körper so einfallen lässt, anschauen: Daran haben interdisziplinär viele ausgewiesene Experten oft jahrelang gearbeitet, und herausgekommen ist wenig Definitives, was die Ätiologie und Therapie betrifft. Denn die Symptome oder Syndrome werden aus der Perspektive der somatischen Medizin oder der psychologischen Forschung mit ihrer ausgefeilten Statistik betrachtet – und da ist für die Psychosomatik nicht allzu viel zu erkennen. Schon gar nicht für einen individuellen Patienten, der vor einem sitzt und sich Erklärung und Hilfe erhofft.

Die Patienten gehen also von einem Facharzt zum anderen und suchen nach einer Lösung.

Nach all der sukzessiven Fachdiagnostik werden sie, wenn sie Glück haben, in eine interdisziplinäre Konferenz geschickt. Dort sitzen sie zusammen mit allen für ihr Störungsbild in Frage kommenden Fachärzten, die sich untereinander und mit dem »schwierigen« Patienten fachkundig beraten. Solche interdisziplinären Konferenzen sind für komplizierte chronische Schmerzzustände erfunden worden – denn bei chronischen Schmerzen kommt eine einzelne Fachdisziplin allein nicht weiter –, und bei solchen Schmerzen ist es nicht leicht zu unterscheiden, ob es sich um ein körperliches, ein psychisches oder ein psychosomatisches Leiden handelt oder um alles gleichzeitig. Weil alles mit allem zusammenhängt, geht man bei komplexen Störungen von einem bio-psycho-sozialen Problem aus – und alle zuständigen Fachdisziplinen sollen zusammenarbeiten.

Das können sie aber nicht, weil ja jede durch ihr eigenes Rohr schaut und so nur ein buntes Puzzle zustande kommt, in dem der Patient von einem Puzzlestück ins nächste springt – und so hat er nach einiger Zeit viel Buntes über Diagnostik und Therapieversuche zu berichten. Solche Konferenzen sind, neben der aktuellen Problemdiskussion eines schwierigen Falls, dazu gedacht, in den einzelnen Köpfen interdisziplinäres, also fachübergreifendes Denken anzustoßen.

Aus meiner Sicht stellt es sich so dar: Nach 30 Jahren verpflichtender Teilnahme an solchen Schmerzkonferenzen – zehnmal pro Jahr immerhin – ist das nur ansatzweise gelungen. Es werden immer zuerst ärztliche Überlegungen zu weiterer Diagnostik, Medikation, Operationen oder andere somatische Therapien empfohlen – und wenn alles schon »ausgeschöpft« ist (ein schönes Wort!), fällt der Begriff »kognitive Verhaltenstherapie«, wie ein Mantra der letzten Rettung.

Ich erinnere mich an Raffaele, den »sein« Orthopäde in einer gut bestückten Schmerzkonferenz vorstellte – will sagen, es waren viele Experten da aus vielen verschiedenen Fachdisziplinen unter der Leitung eines alten, sehr versierten Neurologen und Psychiaters, der eine anerkannte Praxis für Schmerztherapie betrieb.

Der vorgestellte Patient Raffaele, 28 Jahre, Italiener aus Mailand, erzählte seine Geschichte in exzellentem Deutsch so: Er war mit seiner Freundin an die Heidelberger Universität gekommen, um bei einem bekannten Professor seine Doktorarbeit in Mathematik zu schreiben. Die Arbeit war schon weit gediehen und stand kurz vor ihrem Abschluss, als vor ein paar Wochen in seinem rechten Handgelenk so starke Schmerzen auftraten, dass er nicht mehr schreiben konnte – er war Rechtshänder. Er hatte das Handgelenk nicht überlastet, außer natürlich beim Computerschreiben, da kommen solche Schmerzen schon mal vor – allerdings war ihre Heftigkeit ominös. Die Schmerzen zogen sich nach und nach bis über die Beuge am Ellenbogen, sie waren stark und ziehend und bei der kleinsten Bewegung da – in völliger Ruhe nicht. Schmerzmittel hatten anfangs etwas geholfen, dann nicht mehr.

Ein definitiver Befund konnte nicht erhoben werden. Sehnenscheidenentzündung, Tennisellenbogen, Karpaltunnelsyndrom, Tendomyo-

pathie mit geschädigten Kollagenfasern, auch RSI, standen im Raum. RSI war aus meiner Sicht noch am ehesten wahrscheinlich. Das heißt »repetitive strain injury« und bedeutet, dass kleine Läsionen in den Sehnenansätzen der Handgelenke entstehen, wenn man sehr lang und wiederholt die immer gleichen Bewegungen macht, unter hoher (konzentrativer) Anspannung – weshalb man das Problem auch »Mausarm« nennt, was bei Sekretärinnen öfter vorkommt.

Man sollte sich dann gleich mal fragen, wieso die Computer-Maus gerade zu diesem Zeitpunkt so gefährlich geworden ist, wo sie sich doch die ganzen Jahre zuvor zahm verhalten und der Hand, die sie bediente, gefügt hatte.

Von den ärztlichen Kollegen wurden einige Vorschläge zur weiteren Diagnostik und Medikation gemacht, Physiotherapie, Psychopharmaka, Reizstrom, Akupunktur, eine Karpaltunnel-OP wurde vorgeschlagen, später auch durchgeführt.

Ich selbst explorierte ein wenig Raffaeles Lebensumstände, was jedoch in einer solchen Konferenz nur recht oberflächlich möglich ist, und warf den Begriff »psychosomatisch« in den Raum, indem ich dem Patienten sagte, dass er gern auch mal zu mir kommen könne. Ich arbeitete zu dieser Zeit noch an der Uniklinik.

Es dauerte noch fast ein Jahr, bis er erschien und Folgendes erzählte: Schreiben konnte er die ganze Zeit nicht, Tennis spielen schon. Es fiel ihm auch nichts Rechtes zu seiner Mathematikarbeit mehr ein. Er war schon ein wenig depressiv geworden, sollte auch Antidepressiva nehmen. Die Beziehung zu seiner Freundin war, von ihm aus gesehen, ruiniert: Er war ein stolzer Italiener und machte seit Längerem keine bella figura mehr. Das setzte ihm zu.

Seine Freundin studierte weiter Kunstgeschichte und liebte Raffaele sehr, was er nicht zuließ. Er ging im Uniklinikum von einem Arzt zum anderen.

Dann war er wieder mal bei einem niedergelassenen Orthopäden gewesen, der den Ruf eines weiträumig denkenden Arztes genoss, und der sagte zu ihm: »Ich muss Ihnen ganz ehrlich sagen: Ich weiß nicht, was mit Ihrem Arm los ist.«

Als Raffaele kurz darauf zu mir kam, sagte er: »Das war in dieser ganzen Odyssee das Einzige, was mir geholfen hat: Dass ein alter und versierter Orthopäde zu mir sagt: ›Ich verstehe das nicht.‹ Da dachte ich mir, ich muss jetzt mal woanders suchen – Sie hatten doch damals was von Psychosomatik gesagt. Wie kamen Sie darauf?«

»Ich habe mich einfach darüber gewundert, dass Ihre rechte Hand sich weigert, diese Doktorarbeit fertig zu schreiben. Ich gehe davon aus, dass Ihr Körper – also Ihre Hand – dafür einen guten Grund hat, denn so ist das in der Psychosomatik: Der Körper hat immer Recht.

Sie wollen weiterschreiben – Ihr Körper will das nicht. Er hat ja sehr lang mitgespielt: Sie sind ein guter Mathematiker, schreiben eine hochrangige Doktorarbeit bei einem hochrangigen Professor – bis man dahin kommt, hat man schon eine ganze Menge geleistet in der Mathematik –, und plötzlich geht es nicht weiter. Nicht am Anfang, nicht mittendrin, sondern kurz vor dem Abschluss. Also bitte: Was ist da los?«

Raffaele sagte: »Ich weiß überhaupt nicht, was ich nach meiner Promotion anfangen soll. Ich habe ein Angebot von der Uni – aber davor graut es mir richtiggehend. Mein Vater ist Mathematiker und sehr ehrgeizig – für sich selbst und auch für mich.«

Ich sagte: »Wer hätte auch gedacht, dass der Körper, in Gestalt Ihrer Hand, so viel klüger ist als Sie und Ihr Vater zusammen? Was würden Sie denn machen, wenn Sie könnten, wie Sie wollten oder schon immer gewollt hätten, sich aber nicht getraut haben – nur mal so in der Phantasie?«

Raffaele sagte: »Ich als Musiker, das käme in meiner Familie überhaupt nicht in Frage, wo doch schon meine Schwester auf die Kunstakademie geht, aber die ist eine Frau und ich bin der einzige Sohn. Mein Vater hat eine Firma und hofft, dass ich ihm nachfolge. In Mailand haben wir einen Namen, ich brauche seine Anerkennung. Ich verschweige ihm, dass ich nicht vorankomme, ich lebe von seinem Geld, und mit meiner Mutter habe ich noch nie reden können – was soll ich machen?«

Ein Dilemma also. Da hat der Körper schnell noch die Notbremse gezogen, und ich würde sagen: Gerade noch rechtzeitig! Raffaele war noch nicht 30.

Wäre es »gut«gegangen mit seiner Doktorarbeit und möglicherweise noch mit der nachfolgenden Habilitation oder wäre er als

Nachfolger in die väterliche Firma gegangen, so könnte man mit Fug und Recht vermuten, dass Raffaele spätestens in seiner Lebensmitte mit einem Burn-out, einer chronischen psychosomatischen Störung, vielleicht einer Depression angekommen wäre nach einer ganzen Reihe von unglücklichen Lebensjahren.

Und, da würden mir meine psychotherapeutischen Kollegen sicher zustimmen, dies ist auch ein klassischer Fall einer Übergangskrise, also etwas, was sie in ihren Praxen oft sehen.

Die »Krise« manifestierte sich jedoch in Raffaeles Hand – also im Körper.

Wer also hat diesen jungen Mann vor einem solchen Lebensweg bewahrt?

Sein Körper im Auftrag seiner Seele, die die gangbaren und die unguten Lebenswege ihres Menschen kennt. Darüber sprechen wir später noch ausführlich.

Zunächst aber müssen wir anschauen, was die Psychotherapie für solche Störungen zu bieten hat und bei solchen Patienten anwendet.

4 Jeder tut, was er gelernt hat – was können Psychotherapeuten und was tun sie demzufolge?

Raffaele war zuvor auch für einige Sitzungen bei einem Psychotherapeuten gewesen – in der damaligen Schmerzkonferenz saßen einige, die eine ausdifferenzierte Weiterbildung in spezieller Schmerz-Psychotherapie absolviert hatten. Und, wie gesagt, bei anhaltenden Schmerzen, bei denen man anders nicht weiterkommt, fiel auch hier ärztlicherseits die Empfehlung: kognitive Verhaltenstherapie.

Jeder Psychotherapeut – auch jeder Laie – kommt allein schon bei der obigen, rudimentären Fallbeschreibung darauf, dass in der Psyche von Raffaele etwas therapiebedürftig sein könnte. Raffaele war ein hochintelligenter Mann, auch schon als Kind einer von den Hochbegabten, die es unter Normalos sowieso schwer haben. Er war hochsensibel und litt unter der Gefühlskälte seiner Mutter und der Dominanz seines Vaters. Er war ehrgeizig, psychisch abhängig von der Anerkennung seines Vaters, hasste seine Mutter, beschützte innerfamiliär seine Schwester, hatte möglicherweise eine moderate narzisstische Störung, fühlte sich gedemütigt durch seine Unfähigkeit, die Doktorarbeit zu vollenden, und wurde zusehends depressiv. Daraus ergeben sich schon viele Ansatzpunkte, um psychotherapeutisch zu arbeiten.

Es waren 20 psychotherapeutische Sitzungen veranschlagt, aber nach zwölf Stunden brach der Patient ab: »Der Therapeut hat mich einfach nicht verstanden. Alles, was er gesagt hat, war mir vorher schon klar. Aber mit meinen Schmerzen hatte das alles nichts zu tun. Die wurden während dieser Zeit nicht besser, schlimmer auch nicht.«

Ich sagte zu ihm: »Sie haben ja auch keine psychische, sondern eine psychosomatische Störung, was so viel heißt, dass Ihr Körper *protestiert und dass er von Ihnen möchte, dass Sie anfangen, Ihr* eigenes *Leben in den Blick zu nehmen und es zu leben. Das ist eine unteilbare ganzheitliche Angelegenheit, und es nützt nichts, an einigen kleinen oder größeren körperlich-funktionellen und psychischen Stellschrauben zu drehen.«*

Die psychosomatische Störung treibt ein Verwirrspiel mit den professionellen Betrachtern, indem sie sich der Zuordnung zu einer bestimmten fachlich definierten Funktionsebene entzieht. Sie gehört nicht zur somatischen Medizin – obwohl sie in den Körperfunktionen angesiedelt ist und dort auch messbare funktionelle, manchmal sogar strukturelle Befunde zeigt. Diese sind nicht ausreichend, um die gefühlte Beeinträchtigung des Patienten zu erklären. Dabei kann man festhalten, dass die »gefühlte Beeinträchtigung« bei psychosomatischen Störungen sehr viel ausgeprägter ist als bei einer somatischen Erkrankung. Das kennt man seit Langem zum Beispiel auch bei Krebsschmerzen – die stecken Patienten besser weg, was man so nicht vermuten würde. Aber Krebsschmerzen können der Erkrankung zugeordnet werden, und Krebspatienten richten ihre ängstliche Aufmerksamkeit sehr viel stärker auf den Verlauf ihrer Krebserkrankung als auf die Schmerzen, die mit ihr einhergehen – die werden eher als Gradmesser dafür gesehen, wie es einem insgesamt so geht.

Psychosomatische Schmerzen sind extrem bedrängend – unter anderem, weil die Betroffenen nicht wissen, woher die Schmerzen kommen und wie krank sie eigentlich sind. Sie bedrängen ganz explizit, denn sie haben gewissermaßen »in eigener Sache« etwas zu sagen und wollen gehört werden.

Psychosomatische Störungen gehören aber, wie schon gesagt, auch nicht zur Psychotherapie. Patienten, die sich mit ihrer psychosomatischen Störung in eine Psychotherapie begeben haben, sagen, auch nach längerer Therapiedauer, sie seien zwar persönlich weitergekommen, aber an ihren körperlichen Beschwerden habe sich nichts verändert. Die wurden auch nicht explizit und angemessen adressiert.

> Wo die Störung sich bemerkbar macht – nämlich im Körper –, dort sollte man sie abholen. Es ist somit ein Problem der Zugangsebene.

Nach meiner Erfahrung haben Patienten mit psychosomatischen Symptomen in den allermeisten Fällen keine psychische Störung. Es ist bemerkenswert, dass sich Störungen in diesem komplexen System »Mensch« offenbar immer auf einer Funktionsebene bevorzugt ansiedeln, wo man sie dann auch therapeutisch abholen muss.

Wenn jemand zum Beispiel unter chronischen Kopfschmerzen leidet und sich beim Skifahren ein Bein bricht – wie eine meiner Patientinnen –, dann schweigen die Kopfschmerzen erst einmal, und zwar so lang, bis das Bein wieder einigermaßen verheilt ist. Das ist keine Ausnahme, sondern die Regel. Es scheint da Prioritäten zu geben, die der Körper beachtet. Besonders auffallend ist das bei lebensbedrohlichen Episoden, einer Krebserkrankung zum Beispiel oder langdauernden Notsituationen wie Flucht und Hungersnöten. Da zieht sich die psychosomatische Störung zurück und wartet ab, bis die Zeiten besser geworden sind. Deshalb sagen Patienten auch oft: »Die letzten Jahre waren extrem anstrengend für mich – Kinder, Job, kranke Eltern und die Partnerschaft auch nicht so einfach. Und jetzt, wo eigentlich alles gut und überstanden ist – jetzt kommt sowas.«

Irgendeine Instanz in uns entscheidet auch, ob eine psychische oder eine psychosomatische Störung entwickelt wird – für die psychischen Störungen, z. B. Ängste, Zwänge, Phobien, Anpassungsstörungen, sind Psychotherapeuten zuständig.

Allerdings gibt es sehr oft auch Störungen im Überlappungsbereich – bei denen der Körper sich meldet. Da kann man psychosomatisch arbeiten, auch wenn die Psyche beteiligt ist. Das ist zum Beispiel der Fall bei Posttraumatischen Belastungsstörungen, bei anhaltender Traurigkeit bzw. Trauer, Suizidwünschen, reaktiven

Depressionen oder einem Burn-out, der mit totalem Energieverlust einhergeht – ein körperliches *und* psychisches Ereignis.

Als Psychotherapeuten haben wir zu wenig gelernt, was man tun soll, wenn sich der Körper meldet. Zwar sind uns psychophysiologische Dynamiken vertraut, zum Beispiel bei akutem oder chronischem Stress, und wir kennen auch endokrine und neurophysiologische Prozesse, die bei psychischen Störungen beteiligt sind. Besonders die Aufschauklungs-Spiralen bei Angst, katastrophisierenden Gedanken und muskulärer Anspannung im Zusammenhang mit chronischen Schmerzen haben zu körperbezogenen Entspannungsverfahren wie der Progressiven Muskelrelaxation geführt.

Auch die neueren Achtsamkeits-Techniken, die auf der Meditation nach Kabat-Zinn aufruhen, adressieren indirekt und sehr hilfreich den Körper. Diese Verfahren würde ich, auch wenn sie als Teil einer Psychotherapie auftreten, psychosomatisch nennen – viele Patienten kommen damit weiter. Der Körper nimmt sie an und reagiert darauf positiv. Sehr oft nicht durchschlagend und eher vorübergehend – genauso wie beim Physiotherapeuten, der sich ja auch um den Körper kümmert.

5 Verhaltenstherapie und andere Psychotherapieformen – bezogen auf Psychosomatik

Viele meiner psychotherapeutisch tätigen Kollegen sehen diese körperorientierten ›Techniken‹ aber nur als Hilfsstrategien und gehen sehr schnell oder sogar unmittelbar auf die psychische Ebene und oft auch in die Kognitionen – wie es der Begriff der kognitiven Verhaltenstherapie nahelegt. Durch Denken, Verstehen und Wollen ist jedoch einer psychosomatischen Störung nicht beizukommen.

Man kann sie nicht willentlich an- und abschalten und sie zu verstehen reicht nicht aus. Die langwierigen und ausgefeilten Edukationsprogramme für Patienten mit psychosomatischen Schmerzen sind zwar gut gemeint, werden von den Patienten auch gern angenommen, weil sie hoffen zu verstehen, was mit ihnen los ist. Besonders diejenigen unter ihnen, die in Wenn-dann-Kategorien denken, lassen sich darauf ein. Oft erkennen sie Zusammenhänge und richten ihren Tagesablauf danach ein; zum Beispiel Pausen machen, eine Entspannungsübung am Abend, Bewegung und bewusstes Atmen, zwischendurch Achtsamkeitsübungen. Das hilft – reicht aber nicht aus, wenn es funktionalistisch angewendet wird, weil sich der Körper der angestrebten Kontrolle entzieht und weiterhin macht, was er will.

Dabei hatte die alte **Verhaltenstherapie**, in den 1970er Jahren aus dem Behaviorismus kommend, ja ganz körperbezogen begonnen, als sie sich noch auf das Reiz-Reaktions-Schema der klassischen und operanten Konditionierung stützte. Die Verhaltenstheorie interessiert sich vor allem dafür, wie Menschen – oder andere Lebewesen –

lernen. Die klassische Konditionierung kann man als Assoziationslernen verstehen: Wenn irgendeine Situation, die erfreulich oder unangenehm oder ängstigend ist, zusammen mit irgendeinem anderen Reiz auftritt, so kommt es häufig zu einer Verknüpfung beider, und einer der Reize allein reicht aus, um die ursprüngliche Reaktion hervorzurufen. Sie wird gelernt und ist physiologisch verankert. Das hat Pawlow mit seinem Hund, der auf einen Glockenton mit Speichelfluss reagierte, auch wenn da gar kein Futter war, gezeigt, und Skinner mit seinen Tauben mittels Belohnung. Dieses Reiz-Reaktions-Modell ist überall zu finden und spielt natürlich bei vielen emotionalen und physiologischen Reaktionen eine Rolle, bei denen man die Auslöser nicht kennt. Der Körper erinnert sich sehr schnell und präzise an aversive und erfreuliche Ereignisse und reagiert entsprechend – auch wenn er die explizite Erinnerung nicht freigibt. Seine emotionale Reaktion wurde irgendwann einmal gelernt und ist fest verankert – konditioniert eben.

Besonders ganz am Anfang eines Lebens, schon vorgeburtlich und gleich danach, sind Kinder guten und schlechten Umweltbedingungen ausgesetzt, ja ausgeliefert, die ihre spätere Persönlichkeit und ihren Charakter prägen – aufruhend auf ihrer genetischen und epigenetischen Ausstattung und sogar transgenerational verankerten Erinnerungen, die sich in ihrem psychophysiologischen Naturell niederschlagen und dort bleiben. Falls man sagen möchte, das alles sei gelernt, so muss man doch einräumen, dass es der Körper ist, der da etwas gelernt hat, ohne dass der spätere Mensch dazu einen bewussten Zugang hat und haben kann. Denn durch die frühkindliche Amnesie sinken all diese Erfahrungen in die Tiefen des Unbewussten hinab und sind durch kognitive Therapien nicht erreichbar.

Zwar haben ganze Generationen von Psychologiestudenten sehr differenzierte Kenntnisse über die kognitive Entwicklung des Kindes nach Piaget erworben – diese Entwicklung beginnt aber erst viel später, wenn das Großhirn sich nach und nach entwickelt.

Über die vorausgehende prägende Lerngeschichte des intelligenten Körpers erzähle ich später eine Geschichte vom individuellen Krokodil, das im Hirnstamm sitzt.

Menschen lernen auch durch Imitation, insbesondere Kinder tun das, Tiere auch. In Asien, habe ich mir sagen lassen, wird fast alles durch Nachahmung gelernt, seien es Bewegungstechniken des Kampfsports oder Handwerkskunst. Der Meister macht es vor bzw. praktiziert seine Kunst, der Lernende macht mit, bis er es schließlich kann, gesprochen wird so gut wie nichts. Bei uns wird möglichst alles erklärt, und so steht das Lernen durch Nachahmen nicht sehr hoch im Kurs.

Der Verhaltenstherapie wurde es später irgendwie peinlich, Menschen immer mit den Skinner'schen Tauben und dem Pawlow'schen Hund zu assoziieren und die *Black Box* dazwischen – also das, was im Kopf dabei vor sich geht – unbestückt zu lassen. Die *Black Box* war schwarz, weil man in sie ja nicht hineinschauen, also nichts beobachten konnte. Das Beobachten ist jedoch die grundlegende Erkenntnisstrategie der Verhaltenstheorie.

Also wurde das Denken, sprich die Kognitionen, in Form von Selbstbeobachtung in die Verhaltenstherapie hineingenommen, was zu ihrem jetzigen Namen »kognitive Verhaltenstherapie« führte. Als Hilfsmittel fungieren die vielen Fragebögen und Testverfahren, die Patienten ausfüllen müssen, damit man weiß, was sie sich so denken, und daraus Schlüsse ziehen kann, wer sie sind.

Aus meiner Sicht könnte man sie einfach fragen; im therapeutischen Setting sind Menschen durchweg ehrlich, weil sie Hilfe erwarten.

In der allgemeinen Forschung jedoch kann man da nicht so sicher sein und muss in die Fragebögen und Tests ein paar Fallen einbauen, um Antwortverzerrungen, z. B. Richtung sozialer Erwünschtheit, auf die Schliche zu kommen.

Mittlerweile kann man den Menschen ja sogar beim Denken zusehen, indem man bunte Bilder über die Tätigkeit verschiedener Hirnareale auf den Computerbildschirm zaubert. Was sie allerdings *inhaltlich* denken, danach muss man sie schon fragen. Und wenn sie lügen würden, bräuchte man dafür einen Detektor – und wüsste doch immer noch nicht, was ihnen inhaltlich so durch den Kopf geht.

Insofern ist das mit der Verhaltensbeobachtung bei Kognitionen nicht so ganz einfach. Das Beobachten – eine Grundlage der Verhaltenstheorie – ging also, was das Denken und Fühlen betrifft, von der Fremdbeobachtung in die Selbstbeobachtung über und musste kommuniziert werden. Auch da wurde das Paradigma nicht verlassen und der Forscher oder Therapeut war als Erkenntnis-Subjekt auf die Aussagen seines Gegenübers angewiesen.

Das wäre eine gute Ausgangssituation für die Psychosomatik gewesen, wenn man anerkannt hätte, dass der Körper ein echtes Gegenüber ist: Der Körper spricht, und er lügt nicht. Wenn man anerkannt hätte, dass der Körper selbst ein eigenständiges Subjekt ist und zu seinem eigenen Bewusstsein spricht – auf Augenhöhe –, wäre das ein guter Ansatz gewesen, hätte aber dem wissenschaftlichen Paradigma widersprochen.

Bei sehr vielen psychosomatischen Störungen kann man aber das klassische und operante Konditionierungs-Paradigma anwenden: bei allen Traumata, bei Widerwillen und Ekel, bei körperlichen Süchten usw. Bei guten Gefühlen und Stimmungen ebenso. Sie stellen sich ein, abhängig vom inneren und äußeren Milieu und oft gewohnheitsmäßig – weil konditioniert.

Gefühle sind bei ihrer Entstehung also im Körper, und somit sind sie *implizit*. Antonio Damasio (2000) nennt das: *Ich fühle, also bin ich.* Sie unterliegen dabei nicht der kognitiven Einflussnahme und deshalb kann man sie auch nicht kognitiv therapieren. Außer natürlich dann, wenn die Gefühle sogleich benannt und auf den Begriff gebracht werden – dann sind sie aber flugs in den Kopf gewandert und zu Kognitionen geworden. Kognitionen in der kognitiven Verhaltenstherapie sind *explizit*, und sogar Gefühle sollen explizit gemacht werden, damit Patient und Therapeut über sie sprechen können.

Da spricht man also über etwas, und der Körper, der ja der eigentliche Gesprächspartner wäre, sitzt dabei, und manchmal fühlt er sich verstanden.

Die zentrale Annahme der kognitiven Verhaltenstherapie ist jedoch noch grundlegender: dass nämlich Gedanken die Emotionen bedingen, ihnen also vorausgehen. Das kommt natürlich häufig vor und führt reaktiv nicht selten zu schlechter Laune oder Freude – auch das des Öfteren konditioniert.

Die *grundlegenden* Gefühle sind jedoch spontan, körpernah, um nicht zu sagen: körperlich unmittelbar, unwillkürlich und bestimmend. Diese Erkenntnisse haben auch Gerhard Roth und Nicole Strüber (2014) in ihrem Buch *Wie das Gehirn die Seele macht* dazu bewogen, der kognitiven Verhaltenstherapie anzuraten, aufgrund neurobiologischer Forschungsergebnisse ihre Vorstellungen zu revidieren: »Dass daher psychische Störungen das Ergebnis ›falscher Kognitionen‹, d.h. unzutreffender Vorstellungen des Patienten von sich selbst, seinem Handeln und seinem Verhältnis zu Anderen seien. Dagegen steht die wohlfundierte Einsicht der Neurobiologie, dass es umgekehrt die bewussten oder unbewussten Emotionen sind, deren Fehlentwicklungen etwa aufgrund einer frühen Traumatisierung das ›fehlerhafte‹ Denken bestimmen. Deshalb kann eine kognitive Umstrukturierung allein keinen therapeutischen Effekt haben. Vielmehr muss zuallererst eine *emotionale* Umstrukturierung stattfinden, die dann natürlich zur Folge haben kann, dass der Patient sich selbst und die Welt auch kognitiv anders sieht und dann entsprechend anders denkt und handelt.« (Roth & Strüber 2014, S.449)

Ob man es nun emotionale Umstrukturierung nennen will: Was in der Therapie geschehen muss, ist nicht strategisch herstellbar, sondern geschieht, wenn es gut geht, durch empathische Zuwendung eines liebevollen Therapeuten oder auch einer anderen Person.

So lernt der Mensch. Und so lernt er um.

Die Verhaltenstherapie hat der therapeutischen Beziehung früher wenig Aufmerksamkeit geschenkt. Das hat sich mittlerweile geändert.

Eine weitere »primitive« Art des Lernens ist das Belohnungs-Lernen: Die Skinner'schen Tauben und andere Tiere lernen dabei fast alles, Hunde und kleine Kinder auch, was man mittlerweile als Dressur bezeichnet. Strafen führen zu nichts.

Belohnung und Bestrafung ist vielen Menschen bei voranschreitender persönlicher Entwicklung, oft auch schon im Kindesalter, zuwider, und sie widersetzen sich und werden renitent. Das hängt damit zusammen, dass dabei die hierarchische Ordnung übermäßig deutlich hervortritt. Bei älteren Kindern muss man sogar mit Lob vorsichtig sein – oft finden sie Belobigungen anmaßend und es kommt sehr darauf an, wer sie loben darf. Anerkennung geht immer, auch im Erwachsenenalter.

Der Körper hat Belohnungen gern, Bewunderung auch. Es empfiehlt sich in der psychosomatischen Therapie, dem Körper explizit Wertschätzung für seine Fähigkeiten entgegenzubringen, auch, wenn er gerade – gestört wie er gerade ist – nicht gut zurechtkommt.

Ich gehe hier auf die »alten« behavioristischen Ansätze nur deshalb ein, weil sie seit der »kognitiven Wende« der Verhaltenstherapie kaum mehr zum Zuge kommen, was insofern bedauerlich ist, weil gerade der Körper bevorzugt so lernt – durch Konditionierung und Belohnung –, und weil Kognitionen, wie gesagt, in der Therapie psychosomatischer Störungen eher hinderlich sind.

Dass Menschen auch durch Einsicht – also kognitiv – lernen, soll hier nicht unterschlagen werden. Der Körper jedoch hat seine eigenen Ansichten vom Leben und der Welt und was die Seele denkt und entscheidet. Darauf gehe ich später ausführlich ein.

Die unwillkürlichen, schnellen Reaktionen des Körpers auf positive Reize und negative Zumutungen – wenn er z. B. mit Anspannung, Angst, Abwehr oder im Gegenteil mit Lust und Hingezogen-Sein reagiert – lassen sich zwar im Nachhinein kognitiv interpretieren und für richtig oder falsch deklarieren – der Körper selbst hat sein Urteil schon lang vorher – reaktiv – gefällt.

Deshalb merke:

> Das willkürliche Ich-System, mit dem die Psychotherapie arbeitet, kommt gegen das unwillkürliche Reaktionsgeschehen nicht direkt an.

Indirekt schon, das ist aber mühsam und langwierig und überzeugt den Körper oft nicht oder nur kurzfristig.

Zusätzlich zur Beobachtung von außen und der Selbstbeobachtung kommt bei der kognitiven Verhaltenstherapie der Wunsch nach Kontrolle hinzu. Das geschieht oft mittels Strichlisten. Kein Lebewesen wird aber gerne dauernd beobachtet! Ein befreundeter Kinderarzt sagte mir wegen der derzeitigen Zustände in den Kitas: Ein Kind, das dauernd unter Beobachtung steht, wird verrückt! In die gleiche Kategorie gehört auch die Selbstbeobachtung. So soll Kontrolle zu Selbstkontrolle werden. »Alles unter Kontrolle?« wird als Äquivalent zu »Alles in Ordnung?« verwendet.

Für den Körper, der selbstbezüglich andauernd alle seine Funktionen verlässlich kontrolliert und ordnet, ist es auf Dauer unerträglich, wenn er von außen kontrolliert wird – sei es von seinem Menschen oder vom medizinischen System –, vor allem, wenn das mit einer misstrauischen Grundhaltung geschieht: Man traut ihm nicht zu, seine Arbeit anständig zu verrichten.

Das Bedürfnis, möglichst alles unter Kontrolle zu haben, tritt dann besonders deutlich zutage, wenn die Kontrolle über den Körper entgleitet. Dazu kommt die Ungewissheit, aktuell nicht zu wissen, was los ist und auch in die Zukunft hinein nicht zu wissen, was wird, und somit nicht planen zu können. Da wird ein Mensch leicht zum Hypochonder.

Bei Patienten mit einer oder mehreren psychosomatischen Störungen passiert es nicht selten, dass sie wegen jedem Symptom zur ärztlichen Abklärung laufen und dann doch nicht beruhigt sind. Auf diese Weise wird nicht nur ein Kind, sondern auch der Körper verrückt.

Dann wird es Zeit, diesem Menschen zu erklären, was er hat und was nicht: keine Erkrankung, keine psychische, sondern eine psychosomatische Störung.

Nun muss aber gesagt werden, dass in der Verhaltenstherapie der Begriff »Psychosomatik« nicht verwendet wird. Er stammt aus der Psychoanalyse respektive den psychodynamischen Therapieformen. Dort werden Störungen, die ich psychosomatisch nenne, unter dem

Begriff der »somatoformen Störung« geführt. Und bezüglich dieses Formenkreises gilt die Annahme, dass immer dann, wenn ein Mensch ein psychisches Problem nicht auf der Ebene angehen kann, wohin es gehört – nämlich in der Psyche –, es in den Körper verschoben wird, der dann den neurotischen Konflikt austragen muss.

Das ist so falsch nicht!

Die therapeutische Herangehensweise der psychodynamischen Therapieformen aber schon: Denn es wird angestrebt, die Konflikte aus dem Körper-Gefühls-Bereich, wo sie sich manifestieren, emporzuheben in das Ich-System, wo ihre Herkunft und Absicht verstanden werden soll. Ich wiederhole mich: Das Verstehen eines psychosomatischen Symptoms trägt wenig zu seiner Verbesserung bei.

In der Verhaltenstherapie werden die psychosomatischen Symptome nach ihrer Ausdrucksform bzw. dem Ort ihres Auftretens im Körper benannt, also zum Beispiel funktionelle Rückenschmerzen, Fibromyalgie, primäre Kopf- oder Bauchschmerzen – was keine Diagnose, sondern eine Beschreibung ihres Erscheinungsbildes ist. Bei dem, was Fibromyalgie genannt wird, ist das dem Patienten schwer zu erklären, denn seine bzw. ihre Schmerzen wandern im Körper umher, sind mal hier, mal da, und die Beschreibung sagt lediglich: Es sind Schmerzen, die in den kleinen Muskelfibern angesiedelt sind. Diese aus meiner Sicht eindeutig psychosomatische Störung geht mit ebenfalls wechselnden Befindensstörungen des vegetativen Nervensystems einher, die die Patienten nicht weniger stören und beeinträchtigen als die Schmerzen. Deshalb spricht man bei der Fibromyalgie von einem Syndrom: Da kommt vieles zusammen.

Beide Therapieformen, die verhaltenstherapeutische und die psychodynamische, gehen in die gleiche Richtung: Sie suchen nach der dahinterliegenden Ursache und arbeiten im kognitiven bzw. Ich-System – wenn auch mit unterschiedlichen Methoden.

Wobei die psychodynamischen Methoden den Gefühlen der Patienten oft sehr nahe kommen. Allerdings: den konflikthaften Gefühlen.

Insofern wundert es nicht, wenn Patienten mit einer psychosomatischen Störung – so sehr sie auch von diesen Therapien für ihre Persönlichkeitsentwicklung profitiert haben mögen – ihr psychosomatisches Symptombild behalten und in den nächsten Therapieversuch mitnehmen.

Und es wundert auch nicht, dass sie so gut wie immer ihre Konflikte und (noch) ungelösten Probleme auf den Tisch legen und ihren kognitiven Zugang zu diesen Problemen genau benennen können. Das tun sie in jeder Psychotherapie erneut, sie kennen nichts anderes. So gehen psychodynamische Therapieformen von dem Grundsatz aus: »Wo Es war, soll Ich werden.« Also sollen die verdrängten Inhalte des Unbewussten bzw. Vorbewussten ins einsichtsvolle Bewusstsein emporgehoben und verstanden werden.

Wie ich weiter oben schon beschrieben habe, sind aber die sehr frühen Erfahrungen des Kindes dem Bewusstsein nicht zugänglich, und wenn man sie aufdecken und dingfest machen will, widersetzen sie sich. Deshalb werden von Therapeuten nicht selten Vermutungen angestellt, also rückwirkende Schlüsse gezogen aus der nun manifesten Störung, die jedoch zur Verfestigung des misslichen Zustandes – durch Wiederholung – oder, im schlechtesten Fall, zu Retraumatisierung führen können.

Die meisten Psychotherapieformen gehen nämlich davon aus, man müsse die Ursache bzw. den Übeltäter aufspüren, bevor man in eine positive Richtung therapieren könne.

Dieser Ansicht bin ich nicht.

In der Physik und der somatischen Medizin gilt durchaus der Satz: zuerst die Diagnose, dann die Lösung.

> Im psychischen, sozialen und Seelen-Leben ist es durchaus nicht so, dass die Diagnose eines Problems seine Lösung impliziert.

Viele Psychotherapeuten denken aber so. Viele Patienten auch.

Vor Kurzem erreichte mich der Brief einer selbst schmerzgeplagten Leserin, in dem sie sich für meine Bücher bedankte:

»… und ich wollte Ihnen einfach nur sagen, wie allein schon die so freundliche und nicht nur auf Mängel ausgelegte, sondern würdigende Haltung mir persönlich ungemein gutgetan, ja mich euphorisiert hat. Besonders, weil mir in Sachbüchern, aber auch therapeutischen und anderen Gesprächen die gängige Position zu Krisen und Problemen eher rein analytisch und Fehler aufzeigend entgegengeschlagen ist. Nachdem alles benannt wird, was man in seinem Leben ›falsch‹ gemacht hat, was der Grund ist, warum man nun eben in dieser Misere steckt (…), habe ich mich oft erst recht schlecht und unter Druck gefühlt und mit dem Label entlassen: selber schuld! Sie glauben nicht, wie sehr es einem fehlt und wie wichtig es ist, auch mal die Anerkennung zu hören oder zu lesen, dass man sich diese Lebensumstände oft nicht selbst ausgesucht hat (…) und vor allem, was man trotzdem alles geschafft, ertragen und gemeistert hat – für sich und andere.«

Eigentlich sollten sich Patienten nicht explizit bedanken müssen für solch eine »seltene und konstruktiv ermutigende Stimme«. Sie sollte selbstverständlich sein. Und wenn ein Therapeut in der Beratung und Therapie genau diese Leistungen und Ressourcen würdigt und verstärkt, dann weiß der Körper und weiß das Gehirn, wohin die Reise gehen soll. Wohingegen die Wiederholung der früheren und derzeitigen Fehler und Misslichkeiten genau diese durch Wiederholung verfestigt.

Es gibt noch andere psychotherapeutische Richtungen, die von Patienten mit psychosomatischen Störungen aufgesucht werden.

Die **Gesprächspsychotherapie** zum Beispiel arbeitet nicht manipulativ und invasiv von Therapeutenseite. Sie gehört zu den sogenannten humanistischen Verfahren, die mit Empathie und nichtwertender Aufmerksamkeit den Menschen dazu befähigen, »zu sich« zu kommen, indem er oder sie auf seine/ihre Gefühle und Stimmungen fokussiert. Die humanistischen Ansätze legen der menschlichen Entwicklung eine Entfaltungsdynamik zugrunde, wie sie auch in der übrigen belebten und beseelten Natur zu sehen ist: Aufgrund von Entwicklungshindernissen entstehen Verformungen und Blockaden, die sich im therapeutischen Gespräch auflösen.

Das ist ein guter Ansatz, würdigt aber nicht genug den Körper als Leidtragenden und unterstützt die Patienten zu wenig darin, mit ihrem Körper in Kontakt zu sein, mit ihm zu sprechen und mit ihm Freundschaft zu schließen.

Die **systemische Therapie**, die aus der Familientherapie hervorgegangen ist, arbeitet, wie der Name schon sagt, in sozialen Systemen mit der Rolle, die die einzelnen Teile des Systems zu einem Problem oder einer Störung beitragen. Die systemischen Therapieformen haben Strategien entwickelt, die eingesetzt werden (können), um das Gesamtsystem – sei es eine soziale Gruppe, eine Familie, ein Arbeitsteam, eine Schulklasse etc. – in ein gutes Gleichgewicht zu überführen. Aus meiner Sicht ist das genau das Ziel, das man auch in der Psychosomatik verfolgen sollte, indem man den Menschen mit seinem Körper, seiner Seele, seiner Psyche und seinem rationalen Kopf als ein gestörtes System betrachtet, das in sich zu Harmonie, Homöostase, Gleichgewicht finden muss.

Die systemischen Therapeuten, wie wir sie kennen, arbeiten jedoch überhaupt nicht auf der Basis der körpernahen Gefühle und Gestimmtheiten und schon gar nicht mit dem Körper.

Auf Therapieformen, die durchaus mit dem Körper arbeiten, gehe ich im Folgenden ein, und zwar im Zusammenhang damit, wie sehr sie den Körper als Objekt ihrer Bemühungen ansehen und be-handeln bzw. ob sie ihn als ein eigenständiges Subjekt sehen, dem es »auf Augenhöhe« zu begegnen gilt.

6 Der Körper als Objekt oder Subjekt?

Therapieverfahren und ihre Beziehung zum Körper

Um den Körper bemühen sich viele medizinische, physiotherapeutische und immer mehr auch psychotherapeutische Disziplinen.

Für die **somatische Medizin** ist der Körper das eigentliche Objekt der Begierde, und man kann schon froh sein, wenn der Mensch, der auch immer mit dabei ist, beachtet wird.

Ich erinnere mich mit Schrecken und Zorn an ein Erlebnis in der Hautklinik der Uni Heidelberg. Dorthin schickte mich ein aufmerksamer Arzt, der an meinem linken Unterarm einen großen schwarzen Fleck entdeckt hatte und sagte: »Der muss sofort operiert werden.«

Was in der Hautklinik sogleich geschah: Ein noch junger Arzt schnitt mir das schwarze Ding großflächig heraus, hielt es an seiner Pinzette in die Höhe und schrie laut und deutlich in Richtung seiner Kollegen: »Schaut mal her – mein erstes malignes Melanom, dafür spendiere ich eine Flasche Kognak!«

Ich war mit einem grünen OP-Tuch bedeckt und der Mann hatte schlichtweg vergessen, dass ich auch noch da war. Er war nicht einmal erschrocken – ich schon. Ich war damals 28 Jahre alt, hatte zwei kleine Töchter, und als ich in der einschlägigen Literatur nachgeschlagen hatte, dass man – es ist schon 50 Jahre her – eine Überlebenschance von fünf bis zehn Prozent haben sollte, brach mir die Welt zusammen.

Ich glaube, so etwas kann heute nicht mehr vorkommen, aber fahrlässige Sprüche schon.

Giovanni Maio (2015) hat vor Kurzem ein Buch mit dem Titel geschrieben: *Den kranken Menschen verstehen*, das sich an seine Mediziner-Kollegen richtet.

Darin beklagt er, wie schon viele Male zuvor, dass in der Medizin aus Gründen der Effizienz und Funktionalität der kranke Mensch zu wenig beachtet wird.

Sein Körper wird nach den Kriterien der Leitlinientherapie evidenzbasiert und regelkonform behandelt – also wie ein rein maschinelles Funktionssystem, und auch Maio sagt an einer Stelle, dass da ein Kategorienfehler stattfindet – ein Mensch ist nicht nur ein mehr oder weniger funktionierender Organismus. Die Zeiten sind längst vorbei, als der Körper als komplizierte Maschine verstanden wurde – aber als Objekt wird er immer noch gesehen.

Den Körper als die Domäne der somatischen Medizin lassen wir jetzt einmal beiseite und wenden uns der Rolle des Körpers in den angrenzenden Disziplinen zu.

Physiotherapie einschließlich **Sport und Fitness** kann man in Hinblick auf die Beziehung zum Körper – dem eigenen oder dem des Patienten – so und so betreiben.

Physiotherapeuten befassen sich professionell mit Körpern – sie fassen sie an. Und sie werden bei vielen psychosomatischen Störungen quasi automatisch herangezogen, z. B. bei funktionellen Rücken- oder Kniebeschwerden, Bewegungseinschränkungen, Nackenverspannungen, Weichteilschmerzen usw.

Physiotherapeuten üben ihre Profession meistens sehr gut aus. Sie sind mit allen Bewegungsfunktionen des Körpers wohlvertraut und wissen, wie sie normalerweise sein sollen; und in diese Richtung wird therapiert. Die Krankenkasse bezahlt zehn bis zwölf Behandlungen, und in dieser Zeit soll sich alles normalisieren. Wenn man einen Körper physiotherapeutisch angemessen behandelt, reagiert er erfahrungsgemäß regelkonform – für eine Weile. Er gibt nach und tut, was man von ihm verlangt. Er ist froh, dass sich jemand seiner annimmt. Sehr oft kehrt er danach zu seinen alten Gewohnheiten zurück – denn er ist ein Gewohnheitstier und vieles in ihm ist gewissermaßen »eingefleischt«.

Es kommt deshalb immer darauf an, in welcher Form und Absicht man ihn beübt. Kluge Physiotherapeuten, die meisten also, zeigen ihren Patienten, welche Übungen sie zu Hause regelmäßig machen sollen. Oder aber sie schicken sie zu wöchentlichen Pilates- oder Kieser-Trainings. Oder sie zeigen ihnen, welches Sport- oder Fitness-Training sie für geeignet halten – weshalb sie oft in Fitness-Studios arbeiten.

Dagegen ist nichts einzuwenden, wenn sie noch folgenden weiteren Schritt hinzufügen würden: Jeder Physiotherapeut sollte aus meiner Sicht jede seiner Beratungen bzw. Anwendungen ergänzen durch den Hinweis, dass der Mensch während der Behandlung oder Übung in seinen Körper hineinschlüpfen und spüren soll, wie der Körper das annimmt, was gerade mit ihm gemacht wird. Sei es vom Physiotherapeuten oder vom betroffenen Menschen selbst.

Kurzum: Wie fühlt sich der Körper dabei? Nicht nur, dass diese spürende Zuwendung vor Überlastungen schützt, die Antwort des Körpers sagt auch, ob es überhaupt das Richtige ist: die richtige Bewegung, die richtige Sportart, das richtige Training. Mit einem Training bzw. einer Anwendung über die Schmerz- und Belastungsgrenze des Körpers hinauszugehen, ist mittlerweile nicht mehr üblich. Der Körper soll die Behandlung und Übung gut finden und annehmen – nicht nur der Mensch, der sich davon Fitness, Muskeln, Figur oder ein langes Leben verspricht.

Es hat mich sehr verwundert, als vor nicht allzu langer Zeit ein Bundestrainer für Leichtathletik vor die Fernsehkameras trat und verkündete, man habe herausgefunden, dass für Leistungssportler Zeiten der Erholung und Rekonvaleszenz – ihrer Muskeln – genauso wichtig seien wie das aktive Training. Wer hätte das gedacht?

Wenn bei einer psychosomatischen Funktionsstörung ein Physiotherapeut seinen Patienten während der Behandlung dahingehend schult, in seinem Körper zu sein, also nicht mit seinem Kopf schon bei der Steuererklärung, sodass er nicht nur mechanisch seine Glieder bewegt oder massiert oder dehnt, dann er hat er gute Arbeit geleistet. Denn der Körper antwortet, und auch das sollte beachtet werden.

Ich kannte einen Jungen, der jahrelang mit einer erheblichen Beinlängendifferenz unterwegs war. Mit dem kürzeren Bein ging er auf den Zehenspitzen, weshalb er am liebsten sehr lange Hosen trug, damit es niemand bemerkte. Er weigerte sich zu hinken und er weigerte sich beharrlich, einen orthopädisch erhöhten Schuh zu tragen, mit dem Argument, dass er damit nicht rennen könne. Als die Längendifferenz seiner Beine fast zehn Zentimeter betrug – er wuchs, sein linkes Bein auch, sein rechter Oberschenkel nicht –, sah ihn ein Arzt und verlangte, dass er mal demonstrieren solle, wie er normalerweise ging und rannte. Der staunte nicht schlecht, als er feststellte, dass die Achillessehne des Jungen sehr flexibel und überhaupt nicht verkürzt war. Da hatte der Körper gewissermaßen nicht erwartungsgemäß und unbotmäßig geantwortet. Dennoch wurde immer und immer wieder vergeblich versucht, eine Schuherhöhung durchzusetzen.

Was man von Physiotherapeuten nicht verlangen kann, ist Fragen zu stellen wie: Was will dieser Rücken, Bein oder Arm nicht tun? Was verweigert er? Was drückt er mit seiner Beschwerde aus? Was will er sagen?

Was der Physiotherapeut fragen könnte und oft auch fragt: Wann, also bei welcher Gelegenheit, hat das Problem, der Schmerz, die Bewegungsstörung, angefangen? Und gleich auch noch: Was geht gut und wann ist die Störung nicht da?

Diese Fragen sollten obligatorisch gestellt werden. Aus den Antworten kann man erschließen, ob es sich um eine einfache Überlastungsfolge, um eine komplexe Überforderungssituation oder um eine Lebenskrise handelt. Für Letzteres braucht sich ein Physiotherapeut nicht zuständig zu fühlen.

Wenn eine ältere Frau mit chronischen Knieschmerzen berichtet, dass ihre Schmerzen nach einer zu langen und anstrengenden Wanderung angefangen haben und seit Wochen nicht mehr weg waren, dann ist es aufschlussreich zu hören, dass sie sich damals, also während des Fußmarsches, dazu gezwungen hat, in ihrer Wandergruppe mitzuhalten. Und dass sie das immer wieder in wechselnden Situationen tut, wenn sie sich sozialen Erwartungen ausgesetzt sieht.

Es leuchtet mir nicht ein, wenn mir ein Physiotherapeut sagt, solche Themen seien nicht sein Metier, er habe nicht Psychologie studiert. Soll er die Frau deswegen zu einem Psychotherapeuten schicken?

Der kluge Physiotherapeut, der mir von dieser Patientin erzählt hat, sagte zu ihr: »Auch wenn das nun schon lang her ist, scheint Ihr Knie diese Zumutung immer noch übel zu nehmen. Also schonen Sie es!« Die Frau sagte: »Aber mein Orthopäde sagt doch: bewegen, bewegen, bewegen!«

Darauf der kluge Physiotherapeut: »In Ihrem speziellen Fall nicht! Wann gibt Ihr Knie denn Ruhe?« Sie: »Wenn ich es stillhalte.« Er: »Und wenn Sie es bewegen, weil Sie ja auch gehen wollen, dann achten Sie bitte genau darauf, wie viel und welche Bewegungen Ihr Knie akzeptiert. Wenn es sich meldet, legen Sie Ihre Hand aufs Knie, streichen Sie darüber, wie ich es Ihnen gezeigt habe, und haben Sie Geduld mit Ihrem Knie. Das wird schon wieder gut!«

Den letzten Satz sollte man eigentlich immer sagen. Nicht aber: »Wenn es schlimmer wird, kommen Sie wieder zu mir.« Wegen der positiven bzw. negativen Prophezeiung – auch Placebo- oder Nocebo-Effekt genannt.

Es hätte der Patientin weniger genützt, wenn ihr der Physiotherapeut nur erklärt hätte, dass da immer noch so ein kleiner Muskelfaserriss übrig ist, der immer wieder erneut aufreißt und nicht so richtig heilen will. Das leichte und freundliche Ausstreichen mit dem Daumen hilft und muss nicht unbedingt physiologisch erklärt werden.

Eine andere typische Situation: Eine ältere Frau, es könnte auch ein Mann sein, hat seit Langem Beschwerden im unteren Rücken, oft so stark, dass sie ganz krumm und abgeknickt geht. Nur wenn sie stillsitzt, sind die Schmerzen ganz weg. Auch im Bett, da liegt sie ja.

Manche Menschen können, wenn sie älter werden, nicht einsehen, dass sie bei körperlicher Arbeit Pausen brauchen oder insgesamt gemächlicher arbeiten sollten. An sich ist das eine Trivialität, aber solche Belehrungen sind eben auch die Aufgabe eines Physiotherapeuten.

Immer sollte der Fokus auf die Meldungen des speziellen Körpers gerichtet sein – allgemeine Belehrungen dieser Art hören alle Menschen zuhauf, von den eigenen Kindern, Freunden, Ratgebern im Internet oder gedruckt. Die professionelle Autorität des Physiotherapeuten, der sich unmittelbar auf den Körper des Patienten in seinem Ist-Zustand bezieht, darf dabei nicht hoch genug geschätzt werden. Solche Ratschläge nimmt der Patient in seinen Alltag und sein Sport- und Fitnesstraining mit.

Ich selbst frage meine Patienten nicht: Welchen Sport machen Sie denn gerne? Sondern: Welches Training macht Ihr Körper denn am liebsten? Auch wenn ich Qigong empfehle, was ich sehr häufig tue, weil der Mensch dann sehr eng mit seinem Körper verbunden ist, bitte ich, darauf zu achten, ob der Körper daran Freude hat. Auch das ist individuell ganz unterschiedlich. Manche Menschen, junge zumal, bewegen sich gerne schnell – dann ist Qigong nichts für sie. Sich und den eigenen Körper zu etwas zu zwingen, wird auf Dauer nicht erfolgreich sein. Der Körper lässt sich übrigens auch nicht so gern als »Schweinehund« titulieren, den es zu überwinden gilt.

Soviel zur Physiotherapie. Nun zu einigen anderen körperorientierten Verfahren – hiervon gibt es einige unterschiedliche Schulen, die ich nur kursorisch benennen will.

Die psychoanalytische **Körperpsychotherapie** nach Lowen steht der alten Psychoanalyse nahe und »liest« aus der – zum Beispiel geduckten – Haltung des Körpers verdrängte Konflikte, die ins Bewusstsein gehoben, verstanden und gelöst werden sollen. Auch hier: Wo Es war, soll Ich werden.

Diese Körperpsychotherapeuten haben, wie es der Name schon sagt, den Körper im Fokus ihrer Betrachtungen: Sie schauen ihn an, sie lesen ihn, sie beurteilen, ja bewerten seine Ausdrucksform und bemühen sich, ihn zu korrigieren. Das ist das übliche Schema der Psychotherapie – auf den Körper gewendet. Ich vermute, dass es dem Körper unangenehm ist, wenn er auf seine abgespeicherten Schrecknisse und Fehlhaltungen hin abgetastet und beurteilt wird. Vielleicht schämt er sich auch deswegen. So wie sich manche Menschen, junge

Frauen zumal, ihres Körpers schämen; und auch das ist keine gute Beziehung mit jemandem, mit dem man sehr eng und auf Dauer zusammenlebt, also keine gute Partnerschaft. Und schon gar nicht sollte man anderen Leuten, auch wenn sie Therapeuten sind, erlauben, den eigenen Körper, seine Haltung, seinen Ausdruck, seine Phänomenologie kritisch zu beurteilen.

Obwohl unzweifelhaft vieles abzulesen ist! Man schaue nur mal einem Menschen zu, wie er geht, wie er sitzt, wie er dasteht. Aus meiner Sicht ist es nicht erlaubt, ihm den hässlichen Spiegel vorzuhalten. Warum? Weil es ihm nicht nützt, eher deprimiert, beschämt, schadet es ihm.

Therapeutisch gesehen macht es mehr Sinn, den Körper zu würdigen, wie er ist, ihn anzunehmen, schön zu finden – partiell zumindest. Dann richtet er sich auch leichter auf und bewegt sich ungeniert und anmutig. Es ist, finde ich, ein großer Fortschritt, wenn dicke Frauen sich in ihrer weiblichen Fülle und Schönheit zeigen – wo nicht wenige von ihnen gerade wegen der kritischen Blicke und Gemeinheiten ihrer Peergroup während der Pubertät angefangen haben, viel zu essen. Falls sie nicht andererseits magersüchtig geworden sind.

Natürlich lässt sich an körperlichen Entwicklungen, eingezogenen Schultern, hängendem Kopf, verkniffenem Mund und an der gesamten Körperstatik einschließlich ungleichmäßiger Fettverteilung die dahinter liegende Psychodynamik diagnostizieren. Der Körper schätzt es, wie gesagt, mehr, wenn man ihn freundlich betrachtet und ihm Mut zuspricht. Ich kenne nicht wenige Menschen, die gar nicht auf ihr Gewicht achten müssen, wenn sie entspannt und zufrieden sind – ihr Körper nimmt dann ganz von selbst eine gute Gestalt an.

Andere Körpertherapien, wie Shiatsu, ayurvedische und verschiedene asiatische Massagetechniken, auch Yoga, widmen sich explizit dem Körper ihrer Patienten bzw. Klienten, sie behandeln ihn und hoffen, dass es ihm wohltut. Wie oben schon bezüglich der Physiotherapie gesagt, wäre es gut, den behandelten Menschen anzuleiten, seinen Körper zu befragen, wie die Behandlung bei ihm ankommt.

Bei **körpertherapeutischen Verfahren** muss man immer schauen, in welcher Weise sie den Körper zu Wort kommen lassen. Manche sind in einer Weise »bezogen«, wie der Körper es schätzt: Sie lassen den Körper antworten und reagieren auf ihn. Sie kommunizieren direkt mit dem Körper, also mit seinen Antworten auf die Berührung bzw. Manipulation.

Zum Beispiel die **Osteopathie,** bei der der Therapeut, oft ein Physiotherapeut, mit seinen geübten Händen sensibel spürt, was im Körper los ist, was der Körper sagt, und unmittelbar darauf reagiert. Das ist aus meiner Sicht eine große Kunst!

Oder die **Kinesiologie,** bei der der Körper selbst auf Fragen antwortet. Also eine echte Eigendiagnostik, die den Körper als Subjekt anerkennt.

Auch die psychodynamische **Körperpsychotherapie nach Boysen** zum Beispiel, besser als **Psychoenergetik** bekannt, lässt den Körper selbst sprechen. Dabei werden psychische Blockaden, die im Körper gespeichert sind, aufgespürt und durch direkte Körperarbeit zu lösen versucht: Der Körper selbst reagiert auf diese Arbeit, lässt seine Spannung los und setzt die Energie frei, die bisher blockiert war.

Auch die **Feldenkrais-Methode** ist eine inzwischen gut etablierte Therapieform bei körperlichen – oft auch psychosomatischen – Beschwerden, denen anderweitig nicht gut beizukommen ist. Sie läuft über eine sehr sorgfältige und genaue Körperwahrnehmung, die feine Unterschiede in Haltung und Bewegung bemerkt und respektiert. Das hat der Körper gern und fügt sich nach und nach den Wünschen seines Mitbewohners. Konzentrative Bewegungstherapie, Eurhythmie und meditativer Tanz zählen zwar nicht zu den offiziellen Therapieformen, behagen dem Körper aber sehr, wenn sein Mensch dabei mit ihm innig verbunden ist.

So wie **Musiktherapie** und Musizieren bringt auch das versunkene Hören von Musik Körper und Seele in Schwingung und rhythmisiert das innere Milieu, was besonders wichtig ist, wenn der Körper in eine innere Erstarrung geraten ist – was sich oft in Muskelschmerzen äußert. Nicht von ungefähr spricht man seit jeher von heilenden

Klängen. Die Musik, wenn sie als schön und anregend empfunden wird, fließt durch den Körper und berührt die Seele und sollte nicht als therapeutisch konnotiert werden, obwohl sie therapeutisch wirkt. Sie ist ein Lebens-Elixier. Ebenso wie das Singen oder auch Gartenarbeiten aus meiner Sicht zu den besten Therapeutika zu zählen sind. Hier wird deutlich, wie fließend die Übergänge sind von einem bekömmlichen und guten Leben, das gesund erhält, und andererseits zu einem unbekömmlichen und stressigen Leben, das bald in eine psychosomatische Symptomatik münden könnte – wenn nicht gegengesteuert wird.

Auch beim **Qigong,** das man als Meditation im Stehen bezeichnen könnte, und anderen **Meditations- und Achtsamkeits-Übungen** ist der Mensch bei seinem Körper und nimmt ihn wertungsfrei an. Darauf reagiert der Körper positiv.

Yoga wäre hierfür auch geeignet, wenn nicht eine Reihe unserer westlichen Yoga-Trainerinnen lieber auf die perfekte Form und eine gewisse Akrobatik setzen würden.

In der Psychotherapie werden in der letzten Zeit immer häufiger direkt körperbezogene Verfahren integriert. Zum Beispiel verwenden Traumatherapeuten **EMDR**. Das sind schnelle Augenbewegungen in unterschiedlicher Ausformung, um im Körper abgespaltene Erinnerungen zu integrieren. Auch **Klopftechniken** sind dafür geeignet.

Aus meiner Sicht ist die **Hypnotherapie** nach Milton Erickson das geeignete Mittel der Wahl bei psychosomatischen Störungen, wenn sie ein systemisches Mehrebenen-Modell verwendet, das auf dem Paradigma lebender Systeme beruht, wie es Fritz Simon (1988) beschrieben hat und wie ich es in meinem hypnosystemischen Ansatz verwende.

In der Hypnotherapie spielt die Suggestion eine essentielle Rolle – wobei klar sein muss, dass jede Suggestion, soll sie Wirkung entfalten, zur Autosuggestion werden muss. Nur wenn sie dem Körper und der Seele zusagt, wird er sie annehmen und darauf reagieren. Hypnotherapeuten arbeiten nicht immer mit Hypnose – ich tue das eher selten einmal –, aber immer mit leichten oder tieferen Trance-Zuständen, die bestens dazu geeignet sind, das rationale Denken beiseitezuschieben und dafür die Fokussierung auf erwünschte Stimmungen, Erinnerungen und gute Körpergefühle zu befördern. Eine wesentliche Grundlage der Hypnotherapie ist ihre Ressourcen- und Lösungsorientierung. Das bedeutet in der Praxis, dass aus der Vergangenheit die Ressourcen hervorgeholt werden, die das Überleben des Organismus und der ganzen Person gesichert haben, und in die Zukunft hinein genau diejenigen »Lösungen« gesucht werden, die der Patient oder die Patientin sich wünscht und ersehnt.

Da die wichtigsten und stärksten Ressourcen der Menschen in den Tiefen ihrer Seele – also im Unbewussten und Vorbewussten – ruhen, kann man die Hypnotherapie als ein tiefenpsychologisches Verfahren bezeichnen. Dabei werden eben nicht die verdrängten Traumata hervorgeholt und aufgedeckt – die sollen dort weiter schlafen. Erst wenn sie von sich aus an die Oberfläche des Bewusstseins kommen, muss man sich um sie kümmern.

Aber die alten und abgesunkenen schönen Körpererinnerungen und körpernahen Gefühle werden mittels der hypnotherapeutischen Bilder- und Metaphern-Sprache reanimiert.

Dabei ist der Körper der eigentliche und wichtigste Spieler.

Auf dieser Basis beruhen die bekannten Placebo- und Nocebo-Effekte: Der Körper und die Seele folgen den Erwartungen – seien sie positiv oder negativ.

Auch das **Autogene Training** und alle mentalen Trainingsmethoden wirken in der Trance direkt auf den Körper, ebenso wie Imaginationen, innere Bilder, Geschichten – immer vorausgesetzt, sie sind für ihn persönlich reizvoll und von Bedeutung. Insofern kann man mit diesen Therapieverfahren nicht allgemein, also modular, umgehen: keine Trance für bestimmte Beschwerden einsetzen, sondern eine maßgeschneiderte Trance für die spezifischen Beschwerden eines spezifischen Patienten. Dies sollte auch für das Katathyme Bilderleben gelten.

Für **alle Therapieschulen** und die verschiedensten therapeutischen Ansätze – seien sie wissenschaftlich anerkannt oder nicht – sollte als Grundvoraussetzung gelten: Wirksam ist in erster Linie die Beziehung zwischen Patient und Therapeut, auch »therapeutische Allianz« genannt, die darin besteht, dass der Patient davon überzeugt ist, dass der Therapeut willens und in der Lage ist, ihm zu helfen, dass beide, Therapeut und Patient, Vertrauen in die therapeutischen Fähigkeiten des Therapeuten haben und dass sie an die Wirksamkeit der angewandten therapeutischen Methode glauben.

Eine von Mitgefühl und Empathie getragene therapeutische Beziehung ist der Schlüssel zu jeder Veränderung beim Patienten. In der Psychosomatik schließt diese Beziehung nicht nur die Person des Patienten, sondern explizit seinen Körper mit ein.

7 Der Körper ist ein individuelles Subjekt

Das aus meiner Sicht wichtigste Unterscheidungskriterium bei Therapieverfahren ist der Subjekt- bzw. Objektstatus des Körpers im therapeutischen Handeln. In der Psychosomatik – und nicht nur hier – muss der Körper als individuelles Subjekt mit eigenständigem Charakter und ebensolchen Bedürfnissen behandelt werden.

Er ist ein eigenständiges Lebewesen!

Anders gesagt: Der Organismus ist ein selbstreferentielles, selbstregulatives komplexes lebendes Funktionssystem. Er kennt seine individuell gute, d.h. funktionierende Ordnung, erkennt Abweichungen davon, die er eigenständig wieder einreguliert und auch repariert. Dafür ist er ausgestattet und dafür arbeitet er Tag und Nacht, um sich selbst und seinen Menschen am Leben zu erhalten. Mehr noch: Er erschafft sich aus sich selbst heraus fortwährend neu und bleibt doch das gleiche Individuum. Das gilt für jede einzelne Zelle sowie für ganze Organismen und den Körper jedes Lebewesens – wobei schon die kleinste Einheit fortwährend Unterscheidungen trifft: »Gut für mich, schlecht für mich«, und Handlungskompetenzen besitzt für die Aufnahme und Abwehr und sie anwendet.

Und das alles zum Zwecke der Selbsterhaltung und des guten und bekömmlichen Lebens. Es ist ein dauerndes Streben, am Leben zu sein.

Wenn man so will, kann man den Körper aus einer ökologischen Perspektive betrachten, wie den Wald oder das Meer oder das ganze Universum. Das heißt aber auch, dass wir ihn – trotz aller Forschungsbemühungen – nicht kennen und verstehen (können).

Er versteht sich selbst – und darauf kann man sich verlassen.

Seine gute, d.h. bekömmliche, Ordnung ist individuell, also jeweils einzigartig. So hat der Organismus möglicherweise schon 20 Jahre lang mit einem genetischen »Fehler« gelebt – also einem medizinischen »Befund«, der jenseits jeder akzeptablen Norm liegt –, und dann wird plötzlich, vielleicht sogar zufällig, diese Abweichung diagnostiziert, für pathologisch erklärt und behandelt. Das kann die körperlichen Regulationen ganz schön irritieren, denn der Körper ist damit ja bisher zurechtgekommen. Insofern stört es den Körper, beobachtet und kontrolliert zu werden – wenn man es übertreibt, wird der Mensch zum Hypochonder. Was so viel heißt, dass er seinen Körper misstrauisch und ängstlich beäugt, häufig zu diagnostischen Kontrollen schleppt, bis »etwas« gefunden wird, womit der Organismus vielleicht schon viele Jahre lang mehr oder weniger gut unterwegs war. Er hat nämlich Toleranzgrenzen, innerhalb derer er leben kann.

Das gilt auch für die Psyche, auch sie kennt ihren Menschen und seine Besonderheiten, die ihn einzigartig machen. Auch in der Psychotherapie kennen wir Normwerte – das, was Ärzte, Psychotherapeuten, Patienten, Lehrer, Partner, Chefinnen und das restliche soziale Umfeld für »normal« halten. Eltern von Schulkindern wird zurzeit sehr schnell angeraten, ihr Kind zum Psychotherapeuten zu bringen, wegen »Anpassungsstörung«.

Eltern sind dann oft ratlos, besonders wenn sie ein anstrengendes, vielleicht hyperaktives Kind haben, und die Kinder sind verwirrt, weil sie ja alle Pippi Langstrumpf gelesen haben. An was sollen sie sich bitte anpassen? An ein Schulsystem, das man sowieso schlecht aushält und auch aus Elternsicht nicht gut findet?

Da wundert es nicht, wenn immer mehr psychosomatische Symptome in der Schullandschaft auftauchen – Bauchweh, Übelkeit, Kopfschmerzen –, wegen derer die Kinder gar nicht erst in die Schule gehen können, also gleich zu Hause bleiben.

Wenn solche Zustände chronisch werden, schickt man sie in die Psychotherapie, oft in eine psychosomatische Klinik.

Ich unterrichte seit vielen Jahren junge Kolleginnen und Kollegen der Kinder- und Jugendpsychotherapie zum Thema chronische

Kopfschmerzen. Die meisten arbeiten in psychosomatischen Kliniken. Und was erzählen sie? Sie nennen das Problem Schulangst und Schulverweigerung – was beides nicht so ganz richtig ist.

Meistens haben diese Kinder gar nichts gegen die Schule einzuwenden – außer natürlich, wenn sie gemobbt werden, was man aber sehr schnell und gezielt aus der Welt schaffen kann, indem man die Kinder richtig berät. Das ist ja sowieso ein wichtiges Thema für das ganze Leben – nicht gemobbt werden! – und bedarf keiner Therapie, schon gar nicht eines Klinikaufenthalts, sondern einer zielführenden Beratung. Dafür hat Bernhard Trenkle *die* paradigmatische Geschichte erzählt, auf die sich jeder Mobbing-Berater rückbeziehen kann und sollte, um daraus eine maßgeschneiderte Geschichte für den jeweils aktuellen Fall zu erfinden (siehe Bernhard Trenkle: *3 Bonbons für 5 Jungs*, 2016).

Wenn man nach der dahinterliegenden Problematik schulischer Fehlzeiten forscht – also zum Beispiel familiäre Probleme, garstige Lehrer, falsche Schule –, wogegen der Körper des Kindes protestiert, so gibt es dafür pragmatische Lösungen, die den Kindern über die Runden helfen und oft zur Verbesserung der Symptomatik beitragen. Notfalls sollte die Familie einen Schulwechsel in Betracht ziehen. Verhaltenstherapeuten sind hierfür gut geschult.

Systemveränderungen sind allerdings aufwendig, langwierig und frustrierend. Denn alle am System Schule Beteiligten wollen ja das Beste und tun, was sie können. Besonders die Familien.

Das Kind braucht aber schnelle Hilfe.

Wenn man ein Schulkind fragt, ob es Angst hat, in die Schule zu gehen, oder ob dort etwas nicht in Ordnung sei, dann verneint es das meistens und sagt, es würde schon in die Schule gehen, aber wegen der Bauch- oder Kopfschmerzen und der Übelkeit könne es eben nicht. Auch hier gilt: Das Kind tut, was es kann, aber wenn es etwas Bestimmtes nicht kann, dann eben nicht.

Krank-Sein enthält eine hohe Legitimierung, etwas nicht zu können und somit nicht tun zu müssen. Bei uns ist es kulturell fest verankert, dass man Fehlzeiten im Beruf und in der Schule wegen Krankheit nicht in Frage stellt. Dazu braucht es eine Krankschreibung vom Arzt.

Hier haben wir schon wieder das Dilemma der psychosomatischen Störung: Wenn kein Krankheitsbefund vorliegt, dann gibt es keine Krankschreibung. Das hat sich in der letzten Zeit geändert, weil die psychosomatischen Störungen bei Erwachsenen und Kindern deutlich zugenommen haben und die meisten Ärzte diese Patienten auch ohne definitive körperliche Diagnose krankschreiben.

Bei einem Burn-out – den ich auch zu den psychosomatischen Störungen zähle – werden Menschen oft monatelang krankgeschrieben, was heißt, dass der Burn-out im Medizinsystem Krankheitsstatus hat.

Kinder mit wiederkehrenden Kopf-, Bauch-, Gliederschmerzen, Übelkeit und Erbrechen bekommen so lange Auszeiten natürlich nicht ärztlich genehmigt – wobei ich nicht sagen möchte, dass ich das befürworten würde.

Wenn man das Kind in die Schule zwingt oder es sich selbst zwingt, fragt man sich natürlich, ob es unter diesen Umständen imstande ist, sich auf den Schulunterricht zu konzentrieren. Was, wenn man dem Körper des Kindes einfach Recht geben würde? Es ist ja tatsächlich der Körper, der sich verweigert – nicht das Kind.

Ich erinnere da ein ganz kurioses Beispiel, bei dem alle Beteiligten, auch das Kind, nicht wussten, was sie denken und tun sollten. Hier hat der Körper wahrhaftig gezeigt, dass er ein autonomes Subjekt ist und man ihn auch so sehen muss.

Der Körper, in diesem Fall genauer gesagt: der Kopf, gehörte zu einem 14-jährigen Mädchen, Alicia. Alicia hatte einen sich selbst als »Glucke« bezeichnenden Vater und eine zunehmend verzweifelte, aktive Mutter. Denn Alicia, schon immer ein künstlerisch sehr begabtes, kreatives und hochintelligentes Kind, konnte an den meisten Tagen der Woche nicht in die Schule, ein Gymnasium, gehen, weil sie morgens schon beim Aufstehen schwere migräneartige Kopfschmerzen hatte. Die hielten an bis mittags, dann vergingen sie; nachmittags und abends waren sie weg. Medikamente, auch Migränemittel, hatten vorübergehend geholfen, aber nach einiger Zeit nicht mehr. An den Wochenenden kamen die Kopfschmerzen kaum einmal, in den Sommerferien auf Elba über-

haupt nicht. Alicia hielt mit der Schule und ihren Freundinnen guten Kontakt, machte alle Hausaufgaben, schrieb gute Arbeiten, wenn sie denn anwesend war. Sie wollte gern zur Schule gehen – konnte aber meistens nicht.

Bei uns führen sehr häufige Fehlzeiten unweigerlich zu einer Einweisung in die Kinder- und Jugendpsychiatrie. Wir – die Familie, die mich telefonisch kontaktierte, und ich – fragten uns, was denn die Therapeuten dort mit Alicia anfangen sollten – sie gehörte dort eindeutig nicht hin. Alicia hatte zu dieser Zeit schon zwei Schulwechsel hinter sich, was die morgendlichen Kopfschmerzen immer nur kurzfristig leicht verbesserte. Homeschooling ist bei uns nicht gestattet. Das wäre eine Lösung gewesen.

Die Lehrer in den verschiedenen Schulen waren auch zusätzlich genervt, weil Alicia seit ihrer Kindergartenzeit nicht mehr mit Erwachsenen sprach. Nicht, weil sie nicht wollte, sondern weil sie nicht konnte. Das Phänomen wurde als selektiver Mutismus bezeichnet – selektiv, weil Alicia durchaus mit ihren Freundinnen und auch mit ihren Eltern sprechen konnte und das auch tat.

Auch als mich die Familie zu einem Beratungsgespräch aufsuchte, sprach Alicia nicht mit mir, rannte immer mal kurz zu ihrer Mutter und flüsterte ihr etwas ins Ohr, damit die es mir sagen konnte. Mich störte das nicht weiter – bei solchen Beratungen spreche ich meistens selbst, sobald ich das Problem kenne. Unsere morgendliche Beratungssitzung dauerte zweieinhalb Stunden. Das Mädchen war hochkonzentriert, hatte anfangs nur ganz leichte Kopfschmerzen, dann nicht mehr. Am Ende holte Alicia die Mappe mit ihren Zeichnungen aus dem Auto und zeigte sie mir einzeln – was nochmal eine halbe Stunde dauerte.

Während der ganzen Zeit aß sie nichts, trank nichts – bei mir gibt es immer diverse Getränke, Schokolade und Kekse –, hörte zu und bewegte sich nicht. So einen Körper hatte ich in meiner Praxis zuvor noch nicht gesehen: Hochleistungsgerät!

Dann fuhren sie nach Hause, und ich würde nicht sagen, dass ich verstanden hatte, worum es da ging. Außer natürlich, was ja auf der Hand liegt, dass der Körper dieses Kindes in guten Umgebungen gut mitspielt, ansonsten, besonders in Schulen, rigoros nicht.

Dann kam die Pandemie.

Alicia, mittlerweile 16, durfte nicht zur Schule gehen, hatte kaum noch Kopfschmerzen, absolvierte die Online-Schule mit Bravour, meldete sich währenddessen selbständig in einer bekannten Kunstschule ihrer Heimatstadt an und wurde angenommen. Sie bekam dennoch keine angemessen guten Abschlussnoten, denn ihre Schule hatte ihre vermutete Renitenz – die ja in Wirklichkeit die Renitenz ihres Körpers war! – sehr übelgenommen.

In den letzten Schulwochen, die wieder Präsenzunterricht vorsahen, kamen die Kopfschmerzen zurück.

Der Mutismus verging am Ende ihrer Schulzeit von selbst. Nun konnte sie wieder mit jedem Menschen sprechen, mit dem sie sprechen wollte.

Eine Botschaft, die sie aus unserer Beratung mitnahm, war die Zuversicht, dass ihr Körper gern mit ihr dorthin gehen würde, wohin sie selbst gehen wollte. Zunächst mal in die Kunstschule, und sie sagte – bzw. schrieb auf einen Zettel –, dass sie bei ihrer Anmeldung dort mit den Erwachsenen gesprochen habe!

Ich habe mir das Mädchen angeschaut. Wie man so sagt: ohne Fehl und Tadel. Auch die Familie, ein Hort der Liebe und des Vertrauens, das konnte man sehen.

Alicia war natürlich auch bei diversen Psychotherapeuten gewesen, wie die Schule es gefordert hatte. Die psychoanalytische Therapeutin war von der Zuneigung und Begeisterung des Vaters zu seiner Tochter irritiert – so eine väterliche Glucken-Liebe gerät da leicht unter Verdacht. Der Vater sagte selbst, dass er damals, als Alicia klein war und in diesen Kindergarten gehen musste, wo es ihr nicht gefiel, dass er sie damals am liebsten nicht aus den Augen gelassen hätte, und jetzt, wo sie so groß und schön geworden war, auch nicht. Trotzdem wollte er ihr schnellstens ein Mofa kaufen, damit sie unabhängiger würde. Sie fuhr nicht gern mit der Straßenbahn wegen der vielen fremden Leute.

Es gab in der Vergangenheit dieser Familie nichts Pathologisches auszuforschen.

Die beiden ebenfalls konsultierten Verhaltenstherapeutinnen waren ratlos, was man ihnen nicht verdenken kann. Ich war auch ratlos, wie schon gesagt.

Womit habe ich also diese zweieinhalb Stunden beratend verbracht? Ich habe ihnen erklärt, dass der Körper seinen eigenen Kopf hat – im wahrsten Sinne des Wortes –, und dass er genau weiß, wann er mitspielt und wann nicht, was man ja sehen kann. Für die Stimme und das Sprechen gilt das Gleiche.

Wir haben gemeinsam auf einige der Lehrer geschimpft, die innigen Freundschaften und die Geborgenheit des Familienlebens gepriesen, die Verheißungen der Nach-Schul-Zeit heraufbeschworen, die guten Eigenschaften der Tochter und der Eltern gelobt und fortwährend Mut und Hoffnung auf ein zukünftiges schönes – und störungsfreies – Leben verbreitet. Und gleichzeitig dem Körper die Erlaubnis gegeben, immer dann mit seinen wohlbekannten Verhinderungsstrategien einzuschreiten, wenn er merkt, dass etwas für seine Alicia unbekömmlich oder schädlich sein sollte – ihr ganzes zukünftiges Leben lang.

Letzteres ist am schwierigsten zu vermitteln, muss aber zum Gesprächsabschluss getan werden. Um am Ende noch einmal, wie am Anfang des Gesprächs, dem Körper Recht zu geben.

Wie man sehen kann, ist das Paradigma der Psychosomatik sehr einfach – jedoch ein anderes als in den physiotherapeutischen und psychotherapeutischen Schulen.

Ich will aber anerkennend sagen, dass die Therapeutinnen aller genannten und ungenannten Therapierichtungen eine sorgfältige und langwierige Ausbildung absolviert und dabei viel gelernt haben und deshalb viel können. Nach bestandenem Examen sind wir befugt, mit Menschen therapeutisch zu arbeiten, und das tun wir auf dieser Basis auch. Aber: Außer dass wir eine spezifische *Déformation professionelle* erworben haben, was in der Natur der Sache liegt, können wir eigentlich noch nichts. Jetzt geht das Lernen erst richtig los: *Learning by Doing*, um in unserer Professionalität zu Kunstfertigkeit zu gelangen.

Ein Patient, Schreiner von Beruf, der außergewöhnlich schöne Möbel macht, sagte unlängst: »Wenn man eine Ausbildung abgeschlossen hat, egal welche, dann hat man ein Zeugnis, das einen ausweist als Schreiner oder Informatiker oder, wie Sie, als Psychotherapeutin. Aber da soll man nicht denken, dass man was kann. Natürlich kann man nach Schema F arbeiten, zum Beispiel in einer Fabrik oder einer Firma, damit verdient man sein Geld. Aber die eigentliche Entwicklung zu einer persönlichen Professionalität, die dauert lang und ist eine fortwährende Erforschung der eigenen Interessen und Fähigkeiten, und das macht dann den Könner aus – in jedem Beruf.«

Dieser Mann war wirklich ein Könner, und er wusste, wovon er sprach.

Und nun komme ich zum eigentlichen Thema dieses Buches: zu erklären, was das ist: eine psychosomatische Störung, und wie man am besten mit ihr umgeht, wenn sie freiwillig, das heißt von selbst, nicht wieder weggeht.

8 Die psychosomatische Störung: Alles ist Kommunikation

Die psychosomatische Störung ist ein eigenes Störungsbild und kann deshalb nicht auf ihre somatischen und auch nicht auf ihre psychischen Faktoren reduziert werden, obwohl die immer mehr oder weniger mitspielen – weil eben alles mit allem zusammenhängt.

Wir denken ja schon interdisziplinär, wenn wir den Begriff »Psycho-Somatik« benutzen. Es nützt aber wenig, wenn man die Fähigkeiten der Somatiker mit denen der Psychotherapeuten kombiniert.

Die psychosomatische Störung sitzt gewissermaßen zwischen diesen beiden Stühlen, und ihr eigentliches Antriebsmoment ist die Seele. Es ist die Seele, die durch den Körper spricht. Körper und Seele sind wie zwei Seiten der gleichen Medaille. Man sollte eigentlich immer sagen: »der beseelte Leib«. Und wenn die Seele spricht, dann tut sie das durch Stimmungen und aufsteigende Gefühle des Körpers: das Bauchgefühl zum Beispiel. Oft auch durch quälende Symptome, wenn sie sich anders nicht bemerkbar machen kann.

»Il corpo e' lo specchio del'anima« – »Der Körper ist der Spiegel der Seele«. Das sagt nicht ein Arzt oder Psychotherapeut, sondern eine einfache italienische Bäuerin aus meiner Nachbarschaft.

Das muss später noch ausführlich erklärt werden: nicht nur im Hinblick darauf, welche Rolle die Seele dabei spielt und was die Seele von der Psyche unterscheidet, sondern auch dahingehend, wie man als Therapeut einen Patienten beraten kann, Zugang zu seiner Seele zu finden. Davon handelt der zweite Teil dieses Textes und auch der zweite Teil jeder Beratung, die dem Patienten helfen soll.

Es wäre allerdings nicht gut, gleich mit der Tür ins Haus – der

Seele – zu fallen. Man hole den Patienten dort ab, wo er ist: in seinem Körper. Denn dort sind auch die misslichen Symptome.

Als Erstes muss dem Patienten einleuchtend erklärt werden, was er hat, also was in seinem Körper los ist, nachdem er oft genug gehört hat, was es nicht ist.

Ich sehe es so: Wenn alles, was in uns und um uns herum ist, als eine Form der Kommunikation verstanden werden kann – was ich mit Bezug auf psychosomatische Störungen weiter oben schon angedeutet habe –, so muss man sich fragen: Wer spricht da? Und in welcher Sprache? Das ist aus meiner Sicht ein lohnender Ansatz, denn auf allen Ebenen des menschlichen Seins und auch der übrigen belebten Natur wird kommuniziert – sogar bei den Bäumen, was wir seit Neuestem wissen. Aber das nur nebenbei.

Fangen wir mit dem Organismus an. Dort gibt es zwei Sprachsysteme: über Nervensignale ein schnelles und über Botenstoffe ein langsameres.

Die chemischen Transmitter heißen zu Recht Botenstoffe und kommunizieren im Organismus überall, außer dort, wo sie die Blut-Hirn-Schranke nicht überwinden können. Denn das Gehirn wird dadurch vor schädlichen Einflüssen, die es mit Aufwand abwehren müsste, geschützt. Wir kennen mittlerweile viele Botenstoffe und wissen, wofür sie gut sind. Dieser Satz sollte aufhorchen lassen: Denn sehr oft führt der Mangel eines Botenstoffs zu Störungen der Art, über die wir hier sprechen: Serotonin, Endorphine, auch Glückshormone genannt, das Schlafhormon Melatonin, das Bindungshormon Oxytocin, das »Männlichkeitshormon« Testosteron, das auch bei Frauen mehr oder weniger vorhanden ist, körpereigene Schmerzmittel, körpereigene Opioide und Cannabinoide und viele mehr, die wir noch nicht kennen.

Ganz offenbar brauchen wir diese Boten, die dem Körper sagen, ob alles in ihm funktioniert, und auch, wie ein gutes Leben geht und wie es sich anfühlt. Denn wenn sie nicht ausreichend da sind, führt das meist nicht sogleich zu einer Erkrankung des Systems, aber sehr oft zu Veränderungen der Stimmung, die der Mensch, wenn er aufmerksam ist, auch bemerkt und misslich findet. So zum Beispiel bei depressiven Verstimmungen, die, wenn sie sich verschlimmern und zu einer diagnostizierbaren Depression werden, durch die Gabe von Botenstoffen gelindert werden sollen, um deren Defizit auszugleichen; ähnlich bei Schlafstörungen.

Das Stresshormon Cortisol soll niedrig sein, das Glückshormon Endorphin ausreichend hoch, ebenso der endogene Morphinspiegel, der die Schmerzschwelle anhebt.

Ich habe selten oder gar nicht gehört, dass sich ein Arzt oder Neurobiologe Gedanken darüber gemacht hätte, wie es denn dazu kommen konnte, dass der Organismus die Produktion eines wichtigen Stoffes heruntergefahren oder eingestellt hat. Denn »normalerweise« weiß der Organismus doch, was er braucht, und produziert in seiner inneren Apotheke alles, was für einen geordneten Funktionsablauf nötig ist.

Das gilt natürlich auch für Eisen, Zink, Vitamine – ungeachtet dessen, was der Mensch so zu sich nimmt. Der menschliche Organismus, der zwar jeweils einzigartig ist und deshalb, um gut zu überleben, auch seine besondere Nahrung und auch Lebensweise einfordert, ist enorm anpassungsfähig.

Natürlich braucht er Vitamin C – sonst kriegt er Skorbut. Ich will aber gleich hinzufügen, dass eine lange Seereise ohne Sauerkraut im Repertoire des Organismus nicht vorgesehen war – darauf konnte er seine Entwicklung nicht einstellen.

Wohingegen ich mich lange Zeit gefragt habe, woher die Menschen im hohen Norden, die man jetzt nicht mehr Eskimos nennt, ihr Gemüse, ihr Obst, ihren Salat und all die anderen gesunden Esswaren genommen haben. Haben sie nicht. Sie haben sich von fettem Wal- und Robbenfleisch ernährt und waren gesund und überlebenstüchtig, was sie in diesen rauen Gegenden auch sein mussten. Seit sie sich aber gezwungenermaßen an Orten angesiedelt haben, wo es alles zu kaufen gibt, und sich nun »gesund« ernähren, haben viele von ihnen einen Diabetes entwickelt. Was aus meiner Sicht heißt: Ihr Körper, der über lange Zeitperioden an genau ihren traditionellen

Lebensstil einschließlich Ernährung angepasst war, kann sich nicht so schnell auf andere Ernährungsstoffe umstellen und entgleist funktionell.

Ich habe im Fernsehen, wo es mal nicht um gesunde Ernährungsempfehlungen, sondern um Nahrungsmittelunverträglichkeiten ging, eine noch junge Frau gesehen, die nach Jahren der Unverträglichkeiten und des Ausprobierens dazu kam, große Mengen und fast ausschließlich Fleisch zu essen – womit sie sich wohl, gesund und leistungsfähig fühlte.

Ihr Partner war Vegetarier und kommentierte das so: Wie alles im Leben – jedem das Seine!

Eine meiner jungen Patientinnen hatte mit 14 Jahren eine Ess-Störung entwickelt und kam mit ihrer Mutter zu mir zur Beratung. Die beginnende Anorexie des Mädchens war schon sichtbar – sie war sehr dünn, aber noch nicht so gravierend, dass sie in eine Klinik musste.

Die Mutter berichtete, dass Julia vom Beginn ihres Lebens an niemals irgendein Gemüse oder Obst essen wollte. Die Mutter war darüber natürlich beunruhigt und konsultierte immer wieder den Kinderarzt, der ein sehr vernünftiger Mensch war. Er sagte all die Jahre hindurch: »Solang sich die Julia so gut entwickelt, wie Sie ja sehen, lassen Sie sie essen, was sie will.« Der Vater war darüber ungehalten und verlangte, dass Julia doch wenigstens mal probieren sollte, was das Kind ablehnte. Einmal, bei einem Waldspaziergang, steckte ihr der Bruder eine Walderdbeere in den Mund und sagte, als sie sie ausspucken wollte: »Schluck!«

Was Julia, nach einigem Sträuben, widerwillig tat. Am Abend konnte sie überhaupt nichts essen und erbrach sich heftig.

Um es gleich zu sagen: Das kann man ernährungsphysiologisch nicht erklären. Bis vor einem halben Jahr ernährte sie sich wie schon immer.

Wie kam es dann aber zu der Ess-Störung? Durch den sozialen Anpassungsdruck, dem Kinder, insbesondere Mädchen dieses Alters, ausgesetzt sind.

Sie fuhr mit ihrer Klasse für eine Woche in ein Landschulheim, und dort gab es zu allen Mahlzeiten ein Buffet. Bisher war Julia noch nie beim Essen unter Beobachtung gestanden – jetzt schon. Jetzt wurde sie gefragt und von der Lehrerin auch ermahnt, sich doch ordentlich zu ernähren! Also: Salat, Obst, Kompott und nicht nur Nudeln, Kartoffeln, Brot und Kuchen!

Sie fügte sich. Sie erbrach nicht, aber sie musste sich sehr zwingen, die Sachen zu essen, die sie nicht mochte. Sie bekam Verdauungsprobleme, Durchfall und Verstopfung, Magenschmerzen und war insgesamt angespannt. Der Schulausflug war für sie nicht angenehm.

Wieder zu Hause, hätte sie ja zu ihren früheren Essgewohnheiten zurückkehren können – aber sie zog es vor, lieber immer weniger oder am besten gar nichts mehr zu essen. Ich hätte eher mit Bulimie gerechnet, aber nein, lieber Magersucht.

Genau besehen ist das ein außergewöhnlicher Fall von Ess-Störung, und hier braucht es keine Psychotherapie, sondern Parteinahme für den Körper und Ermutigung des Mädchens, nur noch das zu essen, was ihr Körper akzeptiert und im Übrigen nur noch das zu tun, was sie selbst möchte.

Um an das obige Argument anzuschließen: Wenn der Körper mit dem, was er kriegt, zurechtkommt, sollte man nichts ändern. Wenn er allerdings nicht zurechtkommt, wird er sich melden, und dazu sollte man ihn auch auffordern.

Wenn man aber diagnostizieren lässt, dass ihm ganz offensichtlich – nach den allgemeinen Normwerten – etwas fehlt, so muss man vorsichtig sein, das zu substituieren. Warum?

Weil der Organismus dann womöglich, eigentlich meistens, die Eigenproduktion dieses Stoffes einstellt, wenn es für ihn bequemer ist und er sich sagt: Gut, wenn du das übernimmst, brauche ich es nicht zu tun. Das wissen wir sehr gut von den Laxantien, die bei Verstopfung helfen sollen, es auch tun und dann für den Rest des Lebens eingenommen werden müssen. Darmträgheit ist ein passendes Wort – der Körper macht es sich bequem.

Das wissen wir zum Beispiel auch im Zusammenhang mit Opioiden, für die der Körper eigene Rezeptoren besitzt und die er auch selbst produzieren kann. Das sind die körpereigenen Schmerzmittel, auch Cannabinoide, Serotonin, Melatonin etc. gehören dazu. Bei einer Dauertherapie mit Opioiden fährt der Körper seine eigene Produktion nach und nach herunter und das Schmerzsystem wird immer empfindlicher.

Schauen wir einmal auf das Vitamin D, das in der lichtarmen Jahreszeit schon fast routinemäßig geschluckt wird – damit der Mensch keine Lichtmangeldepression bekommt. In den nördlichen Gegenden, wo es viele Wochen lang überhaupt nicht hell wird, haben sich die dortigen Bewohner Orte ausgedacht, wo man Licht-Duschen nehmen kann. Tabletten sind natürlich bequemer und funktionieren auch.

Für mich persönlich entsteht, wenn man so will, seit vielen Jahren daraus ein Dilemma: Ich brauche nicht nur Licht, sondern Sonnenschein, hatte aber schon mit 28 Jahren meinen ersten Hautkrebs. Und ich leide psychisch unter Lichtmangel im Winter, weil ich Kälte verabscheue und dann nicht aus dem Haus gehe. Nun sollte ich Sonnenlicht meiden, denn ich gehöre zu der Generation, die sich in ihrer Jugend an der Adria viele Sonnenbrände geholt hat und nun, im Alter, unweigerlich Hautkrebs bekommt – sagt mein Hautarzt.

Ich rede meinem Körper gut zu, setze einen großen Hut auf den Kopf, setze mich selbst an den Meeresstrand, und wir sind uns darüber einig, dass gute Stimmung für uns beide wichtig ist – wohingegen Angst vor Hautkrebs eher krank machen würde. Ich gehe trotzdem einmal im Jahr zu meinem sehr geschätzten Hautarzt und lasse mir die jeweiligen Neubildungen auf meiner Haut wegschneiden – in der Gewissheit, dass mein Körper mich erst dann umbringen wird, wenn ich sowieso sterben soll.

Ich denke, man kann sich auf die interne Kommunikation des Organismus verlassen und auf seine eigene Transmitterfabrik – ein komplexes chemisches Labor –, muss aber bedenken, dass es Einflüssen von außen unterliegt, denen es möglicherweise nicht gewachsen ist. Wie die individuellen Körper mit Medikamenten, in unserem Fall sind es hauptsächlich Psychopharmaka, zurechtkommen, weiß man von vorneherein nicht. Wenn es aber mehr ungute Nebenwirkungen gibt als positive Effekte, dann lässt man sie am besten schleunigst wieder weg – was die meisten Patienten auch tun. Bei psychosomatischen Störungen sind die Vorbehalte bei den Patienten instinktiv groß. Ich will nicht verhehlen, dass die Abneigung gegen ein Medikament durchaus seine positiven Wirkungen abschwächen oder gar verhindern kann.

Allerdings hat der Körper auch seine eigene intuitive, implizite Wahrnehmung und reagiert auf seine eigene Weise, vielleicht ohne dass der Mensch davon etwas merkt.

Eine große kommunikative Macht übt das Großhirn auf das innere Körpermilieu aus. Man könnte sagen, das ist eine hierarchische Herrschafts-Kommunikation. Jeder Hypochonder kann ein Lied davon singen und jeder Mensch, den Zwangsgedanken heimsuchen. Da muss der Körper tun, was das Gehirn ihm sagt: dauernd Hände waschen zum Beispiel und von einem Arzt bestätigen lassen, dass noch alles in Ordnung ist. Wobei wir wieder beim individuellen Lebensstil wären – als da sind: die eigenen Gedanken, Vorstellungen und inneren Bilder, die wir uns über Lebensereignisse und Widerfahrnisse und über uns selbst machen.

Jedes äußere Ereignis, das einen Menschen irgendwie betrifft, muss ja erst einmal durch sein Gehirn, bis es in seiner bewussten oder unbewussten Innenwelt ankommt.

Den Erwartungen, Gedankenschleifen und inneren Bildern seines Menschen ist der Organismus ausgesetzt, sogar ausgeliefert. Dafür ist der bewusste Mensch zuständig, und er ist dafür verantwortlich, seinem Organismus nicht zu schaden. Viele Patienten klagen darüber, dass sie ihr inneres Gedankenkarussell nicht abstellen können und dass ihr Körper darauf mit Anspannung, Stress und vielleicht mit Schlafstörungen reagiert.

Hier gebe ich der kognitiven Verhaltenstherapie Recht, wenn sie z. B. bei Patienten mit chronischen Schmerzen deren obligatorische katasthrophisierende Gedankenkaskaden für schädlich und schmerzverstärkend hält.

Weshalb ich diese Gedanken als obligatorisch bezeichne, hängt damit zusammen, dass es mir einleuchtet, wenn solche Patienten düstere Zukunftsgedanken und -bilder in ihrem Kopf herumwälzen, weil es ihnen ja schon lange Zeit schlecht geht und sie nicht wissen, wie es weitergehen soll. Da ist Optimismus schwer zu finden und der Rat *Think positive!* nicht leicht zu befolgen, zumal das Gehirn schlauen Sprüchen sowieso nicht glauben mag. Beim Denken denkt der Mensch meistens an sich selbst, an sein Ich – an seinen armen Körper eher nicht. Der wäre aber der eigentliche Ansprechpartner in diesem Dialog. Doch auf rationale Erklärungen, Ratschläge und Argumente hört er nicht. Aber er achtet und reagiert auf innere Bilder – am liebsten auf positive.

Patienten wissen selbst, dass ihre ängstlichen bis hypochondrischen Vorstellungen, ihre traurigen und hoffnungslosen Gedanken ganze Kaskaden an körperlichen Zuständen auslösen können: Zittern, Herzrasen, Schweißausbrüche, Muskelverkrampfungen bis hin zu Panikattacken usw.

Letzthin klingelte es an meiner Praxistür, und als ich in Erwartung des Paketboten öffnete, stand da ein junger arabischer Mann. Er sprach ein wenig Deutsch, hatte aber auch ein Smartphone in der Hand mit einem Übersetzungsprogramm Arabisch/Deutsch: »Notfall!«, sagte er mit Nachdruck. Ich fragte ihn, wie er denn bei mir gelandet sei: »Internet.« Er wohnte gleich um die Ecke und hatte meine Adresse gefunden. Also bat ich ihn herein, er setzte sich und zeigte auf seine Beine: Sie zitterten sichtbar. Seine Hände auch.

Ich fragte ihn, wovor er denn Angst habe, und er: »Dass ich sterbe.« Er war 23 und sah groß, stark und gesund aus.

Als ich wissen wollte, woran er denn zu sterben gedächte, holte er einen Arztbrief aus seiner Tasche und deutete auf die Diagnose – »Psychose« –, ausgestellt von der Uni-Psychiatrie, in der er eine Nacht verbracht hatte, weil er, das konnte er mühsam erzählen, zum ersten und einzigen Mal heftig gekifft hatte und in einen Zustand geraten war, der seine Kumpel veranlasst hatte, ihn in die Psychiatrie zu verfrachten. Dort wurde er eine Nacht lang ausgenüchtert, dann war wieder alles normal. Aber im Arztbrief stand eben: »psychotischer Schub«.

Diagnosen kann man natürlich auch googeln, was er getan hatte. Ich habe meine ganze Autorität aufgeboten und konnte ihn nicht davon überzeugen, dass man an einer Psychose nicht stirbt. Er war fix und fertig – Notfall eben. Erst, als ich aufhörte zu sprechen und ihn bat, aufzustehen und mit mir sehr konzentriert einige Atemübungen zu machen, bemerkte er, dass das Zittern aufhörte und auch sein Herz wieder ruhiger schlug. Er wollte von mir ein Rezept für Beruhigungstabletten, wofür ich nicht zuständig bin, und ging weiter zu seinem Hausarzt.

Ich erinnere mich auch an einen ganz jungen Mann, der gesehen hatte, wie sein gleichaltriger Nachbarsfreund direkt vor dem Haus umgekippt war und kurz danach an einem Herzinfarkt starb. Wenn man jung ist, rechnet man damit nicht.

Das war so etwas wie eine Spiegelsituation, und mein Patient hatte nicht nur das Bild vor seinem inneren Auge, sondern auch die Vorstellung, er hätte es selbst sein können, der da starb. Da nützt es wenig, rational zu denken, dass der eine ein schwaches, der andere ein starkes Herz hat.

Kurz, der junge Mann entwickelte wiederkehrende Panikattacken und Schlafstörungen mit Albträumen. Immer wieder sah er seinen Freund vor seinen Augen zusammenbrechen.

Da ist auch der Körper wirklich sehr erschrocken! Der Körper eines jeden – zumal jedes jungen – Menschen fürchtet sich naturgemäß vor dem Tod, vor plötzlichen Unfällen und Angriffen, Naturkatastrophen und Überfällen, auch vor Krieg und Folter. Von all diesen Schrecknissen hat er latente Bilder abgespeichert, und wenn man in Ruhe leben will, so muss man ihm dauernd versichern, dass all dies nicht geschehen wird.

Wenn aber doch – wie in diesem Fall? Da braucht es eine starke Verführungskunst. Entweder vom Betroffenen selbst oder einem überzeugenden Therapeuten: Dass das künftige Leben schön und verheißungsvoll sein wird, dass es so lang andauert, wie es eben soll – das entscheidet das jeweilige Schicksal –, und dass der Körper vor allem Mut dafür braucht, an eine starke Zukunft zu glauben.

Diesem speziellen jungen Mann, der einen Freund verloren hatte, half es, sich vorzustellen, dass er viele gute Dinge mit seinem Freund zusammen, gewissermaßen stellvertretend mit ihm, unternehmen wollte und sich verpflichtet fühlte, ein Stück des Lebens, das der andere nicht mehr hatte, für ihn mitzugestalten. Ihn also hereinzuholen und mitzunehmen in sein eigenes Leben.

Auch das ist eine Form der Kommunikation. Viele ältere und besonders alte Leute, die einen geliebten Menschen verloren haben, sprechen mit ihm oder ihr, ungeachtet dessen, dass sie nicht wissen, wo der oder die hingegangen ist und ob es noch eine andere Welt oder Dimension gibt, wo sich die toten Seelen aufhalten. Das ist auch nicht so wichtig: Denn wenn man Kontakt hält, sind sie da. Manchmal sitzt der tote Partner auch definitiv im Wohnzimmersessel – worüber die Frau aber mit niemandem spricht.

Kinder, die ihre Mutter oder ihren Vater verloren haben, schauen in den Himmel und wissen genau, dass sie dort sind und über ihr Kind wachen und es beschützen, als Schutzengel oder als mächtiger Geist, und dass sie mit ihnen sprechen und um alles bitten können.

Um nochmal aus einer anderen Perspektive darauf zurückzukommen, wie der Körper auf innere Bilder antwortet, braucht man sich nur vor Augen zu führen, wie Sportler, zum Beispiel Tennisspieler, ihren Aufschlag »mental« trainieren – in Wahrheit ist es ein Imaginationstraining. Sie imaginieren sich selbst beim Aufschlagen, beim Schwimmen, beim Laufen und Hochsprung. Ohne mentales Training geht heute im Leistungssport nichts mehr.

Es gibt eine interessante Studie, die den körperlichen Trainingszustand von Läufern untersucht hat, und zwar bei einer Gruppe, die tatsächlich lief, verglichen mit einer anderen Gruppe, die sich mit geschlossenen Augen vorstellte, zu laufen, und noch einer anderen, die sich selbst auf einem Bildschirm laufen sah. Man mag sich wundern: Es gab so gut wie keine Unterschiede im Trainingseffekt. Die beteiligten Hirnareale waren die gleichen.

Bilder sprechen den Körper an.

Und wenn man einen bewegungseingeschränkten Menschen wieder beweglich kriegen will, dann sollte man nicht versäumen, die alten, verlorenen Bewegungsabläufe, an die sich der Körper immer noch erinnern kann, in der Imagination zu reaktivieren – zusätzlich zum physiotherapeutischen oder sportlichen Training.

Also, wie gesagt: Man sollte innere Bilder nutzen, um den Körper zu trösten, ihn zu erfreuen, zu begeistern, und am besten keine Bilder induzieren, die ihn ängstigen, deprimieren, ihn zu Hass und Vergeltung aufwiegeln, seine Wut schüren …

Aber am besten hört man dem Körper zu, was er selbst zu sagen hat, welche Bilder er aus dem Inneren aufsteigen lässt. Wenn er wütend ist, soll er schreien und sich austoben dürfen, wenn er traurig ist und weint, sollte man ihm auch nicht widersprechen und ihn nicht sogleich aufmuntern. Später schon.

Da unser Gehirn aber auch ein selbsttätiger, autonomer Denkapparat ist, steigen bei vielen Menschen gewohnheitsmäßig problematische Gedankenschleifen in ihm auf, immer wieder. Das geschieht immer dann, wenn man sich gerade nicht aktiv auf etwas konzentriert, also meistens. Das ist eine schlechte Angewohnheit.

Solche lang geübten Gewohnheiten sind nur mit geistiger Disziplin durch positive Gegenbilder zu stoppen. Die nimmt das Gehirn gern an, atmet gewissermaßen auf und überschreibt die Negativgedanken – sie werden dabei nicht gelöscht, aber sie gehen beiseite und bleiben zurück, indem sie durch aktuelle Bilder überlagert werden. Das bessert auch die Stimmung, die ja unmittelbar daran hängt.

Ein Mensch, dessen Gehirn gewohnheitsmäßig freundliche Gedanken, erfreuliche Bilder, neugierige und verheißungsvolle Erwartungen generiert, hat es gut.

Wer darüber nicht verfügt, benutzt dafür einen Therapeuten, der das kann.

9 Wer spricht zu wem?

Fast alle unsere therapeutischen Ansätze sind sprechend – besonders hier im Westen. In vielen der östlichen Heilverfahren wird sehr oft nicht gesprochen und auch nichts erklärt. Da wird etwas angeordnet, behandelt, gezeigt und nachgemacht. Das ist eine uralte Tradition, zum Beispiel auch in den alten chinesischen Shaolin-Techniken, im Qigong, aber auch im Handwerk: Der Meister macht es vor, der Schüler schaut hin und macht es nach, bis er es kann.

Bei uns im Westen werden auch die Kampftechniken und das Yoga erst mal erklärt: Wir sind eine sprechende und erklärungssuchende Kultur und unsere Psychotherapie spricht.

Fasst man nun die psychosomatischen Symptome ins Auge, so spricht der Körper zu seinem eigenen Bewusstsein und verschafft sich Gehör mit einem Symptom. Bei körperlichen Erkrankungen tut er das auch – wenn man Glück hat –, oder er meldet sich nicht rechtzeitig und bringt einen klammheimlich um.

An einer psychosomatischen Störung stirbt man nicht – das ist schon mal die erste gute Botschaft. Allerdings ruiniert sie einem auf Dauer das Leben – und deshalb muss der dazugehörige Mensch hinhören. Dass er die Botschaft weiterreicht an andere, die er für zuständig hält, ist schon ein Fehler: Denn er selbst ist der Ansprechpartner seines Körpers.

Und den sollte man fragen, was ihm fehlt und was er braucht und unter welchen Bedingungen er aufhören würde zu stören und einen in Ruhe leben lässt. Da ist jeder Mensch sein eigener Therapeut.

> Man sollte also mit dem eigenen Körper kommunizieren.

Man sagt: Gesundheit ist das Schweigen der Organe. Wenn sich der Körper aber zu Wort meldet: Gut zuhören – das heißt spüren! –, ob er ein Anliegen hat. Und mit ihm sprechen: Ihm gut zureden, ihn trösten, sich bei ihm entschuldigen, wenn man ihn ohne guten Grund hat operieren lassen, auch dann, wenn ihm ein Trauma widerfahren ist, und ihm versprechen, in Zukunft gut auf ihn aufzupassen.

Das klingt nach einer guten Paarbeziehung, und genau so ist es auch gemeint.

Das sagt auch der alte Buchtitel: *Freundschaft mit dem eigenen Körper schließen.*

Dort kann man nochmal nachlesen.

Wenn ein Psychotherapeut in der Lage ist, von Anfang an den Körper seiner Patienten in angemessener Weise – das heißt, als Gesprächspartner – hereinzuholen, dann ist schon viel gewonnen. Wenn aber die Psyche im Mittelpunkt steht, wird sie sich und mit ihr der Patient dagegen wehren oder verwahren, denn die ist höchstwahrscheinlich nicht gestört und für diese Symptome nicht verantwortlich. Obwohl die Psyche immer ein Wörtchen mitreden will – was wiederum den Körper stört und beeinträchtigt.

> Es ist im Therapieprozess viel einfacher, dem Körper das Wort und die Führung zu überlassen. Er ist der Gesprächspartner – und um es noch einmal zu sagen: Er hat immer Recht!

Man kann sich das in der gängigen therapeutischen Kommunikation so vorstellen: Da ist ein Kind (der Körper), das klagt und weint und schreit. Man geht mit ihm zu einem Therapeuten, und die Mutter (die Psyche) bespricht alles mit dem Therapeuten und erklärt, wie sie die Sache sieht. Das Kind – der Körper – sitzt dabei und kommt nicht zu Wort. Wenn man wirklich wissen will, was los ist, müsste man das Kind fragen. Weil sich das aber nicht so verständlich ausdrücken kann, ist die Kommunikation mit der Psyche-Mutter viel einfacher.

Kurz und gut, auch wir Psychotherapeuten tun, was wir können, und kommunizieren auf der psychischen Ebene, von der wir was verstehen, und das kommt dem Patienten entgegen, denn er hat irgendwann auf seinem Weg gehört: Es ist die Psyche. Da kann man natürlich sagen: Nein, es ist der Körper! Dann sagen sie: Ja, aber die Psyche steckt dahinter. Und außerdem haben sich doch schon so viele Ärzte um den Körper bemüht.

Das ist zweifellos der Fall – besonders Physiotherapeuten bemühen sich um ihn mit großer Sachkenntnis.

Nun ist allerdings die psychosomatische Beratung keine Körpertherapie – obwohl es anfangs gut ist, die Bedürfnisse des Körpers zu erfragen und ihm entgegenzukommen. Zum Beispiel beim Essen, bewegen, Sex haben und so weiter. Aber Vorsicht: Hier geht es nicht um die Bedürfnisse von menschlichen Körpern im Allgemeinen, wozu man eine Flut von Ernährungs-, Sport-, Fitness-, Beischlaf-Ratgebern lesen könnte – was viele Leute auch tun, damit es ihrem Körper besser gehen soll oder um ihn zu optimieren. Wellness-Wochenenden, Chillen, Urlaub und Auszeiten erscheinen als Mittel der Wahl. In normalen Zeiten funktioniert das gut, der Körper erholt sich; was natürlich immer auch Auswirkungen auf die psychische Befindlichkeit hat.

Auch in der Gegenrichtung, wenn man sich zwingt, seinen »inneren Schweinehund« zu überwinden – womit meistens der Körper gemeint ist, der sich lieber mit einem Buch oder Film aufs Sofa gelegt hätte. Der Körper lässt sich nicht gern so titulieren – keine sehr freundliche Kommunikationsform! – und lässt sich über kurz oder lang schon was einfallen, ein Knieproblem vielleicht.

Was den Körper betrifft, fasse ich hier noch einmal zusammen: Der Körper ist ein sehr komplexes lebendiges Wesen, das ein hohes Maß an Intelligenz besitzt: Der Körper kennt seine eigene innere Ordnung, erkennt Abweichungen von ihr und reguliert seine Funktionen immer wieder auf eine bekömmliche Homöostase hin. Das tut er autonom, darauf ist er spezialisiert, dafür braucht er unsere Hilfe nicht. Jede Zelle und jedes größere Netzwerk produziert und reguliert seine lebenserhaltenden Funktionen selbst – man nennt das Autopoiese oder Selbstorganisation. Autokatalyse beruht darauf, dass in den Zellen und auch in den größeren komplexen Netzwerken die Herstellung von lebenswichtigen Stoffen beschleunigt wird und weitere solcher Substanzen dazukommen, die sich gegenseitig stützen und eine Ordnung aufrechterhalten, die sich selbst trägt und beständig neu erschafft.

Das heißt aber, dass wir davon ausgehen können, dass eine gute innere Ordnung tragfähig ist und dass die Vorstellung, wir müssten unseren Körper kontrollieren und ihm sagen, was er machen soll, wirklich wahnhaft anmutet.

Wie ich immer sage: Am besten ist der Körper dran, wenn wir mit unserem Willen gerade mal nicht da sind, wenn wir schlafen oder meditieren oder »alle Fünfe grade sein« lassen. Dann stören wir ihn nicht. Gegen unsere Aufmerksamkeit, Bewunderung und Wertschätzung hat der Körper nichts einzuwenden.

Der Körper hat, von der Zelle bis zu seinen Organfunktionen, auch viele eingebaute Reparaturmechanismen, für von außen oder innen attackierende schädliche Einflüsse, denen er fast fortwährend ausgesetzt ist. Wir nennen es Selbstheilungskräfte. Am Leben zu bleiben ist seine vorrangige Intention – bis er eines Tages nicht mehr kann oder nicht mehr will und nachgibt. Dann stirbt er.

Wenn ich von Attacken spreche, die »von innen« kommen, so meine ich damit nicht so sehr körperliche Schädlinge, sondern vor allem psychische Einflüsse, die dem Organismus zusetzen und seine innere Chemie und vor allem seine Funktionalität – atmen, verdauen, schlafen etc. – stören, nämlich die oben schon erwähnten desaströsen Gedanken, Ängste, Sorgen, Hassgefühle und anderes mehr.

Soweit bewegen wir uns im bio-psycho-sozialen Kontext, ohne eine Instanz wie die Seele bemühen zu müssen. Denn natürlich ist es empfehlenswert, sich um das Überleben und das Wohlbefinden des eigenen Körpers zu kümmern. Etwas für ihn zu tun.

Und wenn er Probleme hat, die er als Symptome vermeldet, dann muss man ihn eben fragen, was er brauchen würde, damit er zufrieden wäre und seine Klagen aufgeben könnte.

Kann ich etwas für dich tun? Diese Frage ist nützlicher als die übliche: Warum hast du so schlechte Laune, warum jammerst du dauernd, warum hast du zu nichts Lust? Lass mich doch mal in Ruhe schlafen usw.

Es gibt nicht wenige Leute, die bei diesem Thema einigermaßen ratlos sind. Sie wissen nicht, was ihnen und ihrem Körper, also ihnen beiden, guttäte.

Das kann man eigentlich nicht glauben, aber das sind diejenigen, die immer in Ratgebern nachschlagen müssen. Auch solche, denen schon als Kind immer wieder gesagt wurde, was gut und schön und schmackhaft sei – bis sie es am Ende geglaubt haben.

Hier ist die **Geschichte vom Krokodil** sehr nützlich – auf die kann der Mensch im weiteren Verlauf des Lebens immer wieder zurückkommen.

Manch eine Patientin oder ein Patient weiß gar nicht, was ihr oder ihm guttäte, oder weiß nur, was sie oder er *nicht* möchte. Dabei kann man mit der Zeit geradewegs verhungern – nicht nur physisch, auch psychisch und geistig und seelisch allemal. Dann sage ich: »Füttern Sie doch mal wieder Ihr Krokodil.«

Worauf mein Gegenüber stutzt und sagt: »Ich hab doch kein Krokodil, wie kommen Sie denn darauf?«

Dann sage ich: »Jeder Mensch hat eins, Sie natürlich auch, Ihres ist nur sehr unterernährt oder unterentwickelt« – je nachdem.

»Sie wissen doch, dass jeder Mensch die gesamte Phylogenese durchläuft und bei seiner Geburt in seinem Hirnstamm noch ein Reptilienhirn hat. Das haben alle Tiere, sonst wären sie nicht lebensfähig, und das gilt auch für den Menschen.

Krokodile sind eine Spezies, so vollkommen ausgestattet, dass sie seit ewigen Zeiten gleich geblieben sind, sie mussten sich nicht verändern. Da können wir froh sein, wenn wir so ein Tier in unserem Stammhirn beherbergen. Das Krokodil ist nämlich so intelligent, dass es sich leisten kann, faul zu sein. Es lungert die meiste Zeit herum, in einem Wasserloch, wo das Futter, zum Beispiel eine fette Antilope, todsicher mal vorbeikommt, und dann genügen zwei, drei

Schritte mit kurzen Beinen, die zur Jagd nicht taugen würden, und dazu eine große Klappe, und blitzschnell ist das Tier verspeist. Dann kann das Krokodil wieder schlafen, verdauen und vom nächsten Fang träumen.

Was das Krokodil in unserem Stammhirn auszeichnet, ist seine Intelligenz. Es kann blitzschnell Unterscheidungen treffen: schmeckt mir – schmeckt mir nicht, riecht gut – stinkt, hört sich gut an – klingt nicht schön, und im gleichen Zuge: Da will ich hin – da will ich weg. Auch auf gute oder schlechte Stimmungen und Atmosphären reagiert es so: hin oder weg.

Die beiden Bestandteile von Intelligenz: unterscheiden und entsprechend handeln, sind demnach schon bei Neugeborenen voll ausgebildet!

Das Hirnstamm-Krokodil bewegt den ganzen Körper des Babys schon gleich nach seiner Geburt, und auch schon davor. Es erfüllt den Körper des Kindes mit Wohlbefinden, wenn es findet, was es braucht, und mit Unbehagen, wenn ihm etwas Wichtiges fehlt. Dann schreit es. Alle Eltern mit einem verzweifelt schreienden Baby wissen, was ich meine. Sie probieren alles aus, damit es bekommt, was es braucht, um zufrieden zu sein. Später, wenn das Kind lang genug sozialisiert ist und gelernt hat, was gut zu schmecken hat, welche Musik man schön finden sollte und was anständigerweise zu meiden sei, kann das Krokodil sich nur noch schwer bemerkbar machen. Dann schreit es laut mit einem Körpersymptom und wir nennen es eine psychosomatische Störung.

Nun will ich gleich begründen, warum ich hier von Intelligenz spreche und nicht von angeborenen Instinkten. Intelligenz bedeutet, autonome Urteile zu fällen. Jedes neue Kind kommt in einer völlig anderen und veränderten Welt ans Tageslicht als alle vor ihm geborenen – in eine Welt, die die Phylogenese nicht hat vorhersehen und programmieren können, falls sowas überhaupt je stattgefunden haben sollte. Auf unbekannte Reize mit einer präzisen Bedeutungszuschreibung zu antworten, das ist die Krokodils-Fähigkeit eines jeden Körpers. Und dazu noch individuell, sicher und blitzschnell – keine Zeit zum Nachdenken, denn ein Denkapparat ist noch nicht ausgebildet. Und wenn der Mensch Glück hat, bleibt das auch so und er nennt es später sein Bauchgefühl.

Oder er weiß beispielsweise nicht, was er damit anfangen soll, wenn das Krokodil etwas oder jemanden nicht riechen kann. Der Geruchssinn ist, wie wir wissen, grundlegend für unser Wohlbefinden, für unsere Erinnerungen, für das, was uns schmeckt. Gerüche können heilsam sein, deshalb gibt es Aroma-Therapien, und die richten sich nach dem, was dem Körper zusagt. Wenn man eine Person von Anfang an nicht riechen kann, geht man ihr am besten gleich aus dem Weg.

Ich erinnere mich an zwei männliche Patienten, bei denen das schwierig wurde. Einer, ein Musiker mittleren Alters, mit einer unglücklichen Frau und zwei Kindern, die Tochter ängstlich, der Sohn zwanghaft, sagte mir, nachdem ich seine Familie gesehen hatte: Es ist leider so, dass meine Frau nach der Geburt des zweiten Kindes, der nun schon zwölfjährigen Tochter, so ganz anders riecht als vorher. Wenn ich ehrlich bin: Ich halte es in ihrer unmittelbaren Nähe nicht aus. Das heißt, ich zwinge mich dazu, aber meistens gehe ich ihr aus dem Weg, ich schlafe auch schon lang im Gästezimmer. Das Schlagzeug ist im Keller, dort übe ich.

Der andere Mann war noch jung und seinerseits unglücklich, weil er es nie längere Zeit mit einer Frau ausgehalten hatte. Also hatte er sich vor etwa einem Jahr eine wunderschöne, gebildete, bezaubernde Frau gesucht, sie geheiratet und war nun aufs Neue verzweifelt, weil er merkte, dass er auch bei ihr nicht bleiben konnte: Er sehnte sich nach dem Geruch einer einzigen Frau, einer Inderin, mit der er als Jugendlicher geschlafen hatte und die er nicht vergessen konnte.

Er sagte: »Kann das denn sein? Ich bin nach meiner fernen Herkunft Inder, meine Großeltern kommen da her – ich nicht. Ich bin in Deutschland geboren und hier zu Hause! Aber ich kann mit meiner Frau nicht ehrlich sein. Ich werde immer danach Ausschau halten, ob jemand so riecht wie meine erste Liebe!«

Letzthin, schon etliche Jahre nach unserem Gespräch, erzählte mir sein Vater, der davon nichts wusste und seinerseits unglücklich war über die vermeintliche Promiskuität seines Sohnes, dass dieser seit einigen Jahren sehr glücklich mit einer Frau aus Haiti verheiratet sei. Dass er damals seine wunderbare Frau verlassen habe, gehe ihm immer noch nicht in den Kopf.

Damals hatte ich mit dem jungen Mann auch über sein Krokodil gesprochen – was ihm sehr gefiel. Es ist leichter, ein Krokodil für etwas verantwortlich zu machen als sich selbst. Denn sein rationales Ich war durchaus der Meinung gewesen, er müsse sich nur zwingen und durchhalten, auch wenn es sich falsch anfühlte. Gefühle sind nicht durchwegs irrational – sie haben ihre eigene Logik!

Falls ein Patient nach der Krokodils-Geschichte immer noch ratlos schaut, füge ich hinzu: »Wenn Sie nun vielleicht nochmal ganz von vorne anfangen würden und Ihr Krokodil fragen würden: Was möchtest du heute zu essen haben, was für eine Musik möchtest du hören, was schauen wir uns an und finden es schön? Dann wird Ihr Körper antworten und sagen: Prima, dies oder das hätte ich gern: Schmeckt mir, riecht gut, finde ich schön – da will ich hin. Und wenn er sich weigert, morgens aufzustehen und mit Ihnen zur Arbeit zu gehen, dann nehmen Sie das bitte zur Kenntnis, damit Ihr Körper sich nicht einen Hexenschuss zulegen muss, damit Sie mal stillhalten und nachdenken.«

Erwachsene Krokodile sind nämlich verhandlungsbereit und geduldig – anders als Baby-Krokodile. Aber in grundlegend wichtigen Angelegenheiten des Lebens kennen sie kein Pardon.

An diesem Punkt in der Beratung ist das Krokodil wach geworden und der Körper hört zu. Er merkt, dass sich jemand um seine Bedürfnisse kümmert, fühlt sich gewürdigt, und man kann ihn direkt ansprechen.

10 In der Praxis: Mit dem Körper sprechen!

Mit dem Körper sprechen heißt in der Beratung, mit dem individuellen einzigartigen Körper sprechen, der da vor einem sitzt. Ich selbst sitze niemals *vor* einem Patienten, sondern immer im stumpfen Winkel, sodass der Patient mich nicht dauernd ansehen muss und damit der Körper des Patienten nicht erschrickt, weil er sich beobachtet fühlt. Gleichzeitig spreche ich ihn gleich am Anfang der Beratung an, damit klar ist, wer hier im Zentrum steht.

Es heißt nicht ohne Grund: Der Körper weiß es, bevor wir überhaupt etwas wissen können!

Ich spreche deshalb auch direkt zum Körper, das heißt in Richtung der Körpermitte des Patienten – mit freundlicher Stimme, verständnisvoll für seine Lage, wohlwollend und tröstend, und sehr oft sage ich auch: Es tut mir leid. Denn ich weiß ja, dass der dazugehörige Mensch eher ungehalten und sauer ist, weil der Körper ihm solche Unbilden oder Schmerzen bereitet.

So spreche ich längere Zeit, beachte dabei nicht, dass der Kopf des Patienten – der ja eigentlich auch ein Teil des Körpers ist, aber zum Denken benutzt wird – seine eigenen Denkwege geht, und schaue genau hin, ob und wann der Körper antwortet – zustimmend natürlich. Er atmet dann tiefer oder atmet deutlich aus, er lässt seine Schultern sinken, er wird müde und gähnt vielleicht oder die Augen fallen ihm zu oder er weint oder muss lachen. Das sind all die unwillkürlichen Antworten des Körpers, über die sich der Patient wundert und vielleicht sagt: »Also, weinen wollte ich hier eigentlich nicht.«

Wenn man als Therapeut auf diese Weise für eine ganze Weile auf den Körper des Patienten konzentriert ist, entsteht dabei auch eine

Resonanz zum eigenen Körper, der spürt, was beim anderen Körper los ist, sodass der Patient plötzlich fragt: »Können Sie Gedanken lesen?«

Was man ungeniert bejahen sollte.

Man weiß dann, dass ihm gerade etwas durch den Kopf gegangen ist, was er für aktives Denken gehalten hat. In Wahrheit hat sein Körper ihm gesagt, worum es gerade geht: um das Leben, das sie beide gerade miteinander haben.

Es geht bei psychosomatischen Störungen nämlich immer um das Leben, das einer oder eine gerade führt.

Der Therapeut, der sich schon eine ganze Weile in seinen Patienten eingefühlt hat, weiß in diesem Moment tatsächlich sehr vieles von ihm, er kann ihm in die Seele »sehen«, die eng mit dem Körper verbunden ist und sich über ihn ausdrückt. Zwischen Patientin und Therapeutin ist eine Gleichschwingung entstanden – nur für eine kurze Zeit, in einem sogenannten Gegenwartsmoment –, die dem Therapeuten die Tiefen der Seele seines Patienten öffnet und ihm zeigt, was da ist und was daraus werden soll.

So wie auch der Weissagende, wie László Földényi in seinem Buch über die Melancholie sagt, »nicht der ist, der kundtut, was morgen ist, sondern der sagt, was jetzt ist; derjenige der uns unser ureigenes Innerstes eröffnet, und jener, der uns unser sich irgendwann verwirklichendes Ich entgegenhält«. (Földényi 1988/2004, S. 36)

Erst dann, wenn es in der Beratung soweit ist, dass der Patient wirklich zu sich gekommen ist, kann man ihm erklären, dass es »eigentlich« seine Seele ist, die hier das Sagen hat und mit der wir reden sollten. An dieser Stelle wird das Gespräch um die spirituelle Dimension erweitert.

11 Die Seele und ihr Körper: Der beseelte Leib

Bei langanhaltenden psychosomatischen Störungen kommt zwangsläufig die Seele ins Spiel. Und wenn wir vom Körper sprechen, dann meinen wir sinnvollerweise den »beseelten Leib«.

Hildegard von Bingen sagte: »Sei gut zu deinem Körper, damit deine Seele gern in ihm wohnt.« Nun wird klar, dass »der Körper« hier als eine umfassende Metapher benutzt wird, die Körper und Seele einschließt, gewissermaßen umfängt.

Was bedeutet das für die Beratung?

Ich frage meine Patienten sehr oft: »Kennen Sie eigentlich den Unterschied zwischen Ihrer Psyche und Ihrer Seele?«

Nur ein einziger meiner Patienten, ein junger Mann, sagte darauf spontan: »Ja, den kenne ich. Meine Seele ist schon immer bei mir, von Anfang an, sie macht mich aus, das bin ich selbst.«

Eine ältere Patientin sagte: »*Was* die Seele ist, weiß ich nicht, aber *wo*: Meine Seele ist hier – im Herzen –, meine Psyche hier – im Kopf.«

Die Psyche ist mit dem gerichteten Bewusstsein und dem Denken, also dem Großhirn, assoziiert. So hat sich die Psyche auch von Anfang an entwickelt in der Interaktion mit der Außenwelt und der eigenen Gedankenwelt und auf diesem Weg ihren individuellen Charakter erworben. Die Psyche kann gestört sein und muss deshalb zu einem Psychotherapeuten gebracht werden, der sie mit bewährten Entstörungstechniken dazu veranlasst, wieder normal zu funktionieren. Darüber, was als normal gilt, wäre eine ganze Menge zu sagen – aber nicht hier in diesem Buch.

Es gibt aber Übereinkünfte, worum es in einer Psychotherapie geht, und dafür benutzen wir Konzepte und Begriffe, die unsere Patienten lernen und übernehmen sollen, der psychotherapeutischen Verständigung wegen. Und so kommen auch mir gleich zu Beginn einer Sitzung die gängigen Wörter zu Ohren, die für ein normales psychisches Leben relevant sind: Selbstwirksamkeit, Kontrollüberzeugung, Unabhängigkeit bzw. Autonomie, Bindungsfähigkeit, emotionale Stabilität, Angstfreiheit, Ego-States, Persönlichkeitsanteile, generationale Prägung usw.

Das ist nur eine kleine Auswahl, an der man immerhin ablesen kann, was in der Psyche schiefgehen kann bzw. repariert und in Ordnung gebracht werden muss. Denn, ohne Zweifel, die Psyche ist ein Teil des Menschen, der mit ihm und in seiner Umgebung aufwächst und dabei vielen Fehlentwicklungen unterliegen kann. Und wenn eine solche psychische Entwicklung, die ja zwangsläufig und besonders in der frühen Lebenszeit stattfindet, irgendjemanden oder einen selbst sehr stört, schickt man die Psyche in die Therapie.

Oft kommen Menschen zu mir, die sagen: »Ich war immer anders als die anderen, auch als die in meiner Familie …«

Und ich denke: Wer nicht?

Das deutet darauf hin, dass sogenannte psychische Störungen, in diesem Fall Anpassungsstörungen, sich bei einem kleinen Menschen schon sehr früh entwickeln können, und wenn er es merkt, hält er *sich* für gestört – nicht die anderen. Da kann man unverfroren sagen: Ich wüsste gern, was Ihre Seele davon hält. Möglicherweise sind Sie aus seelischer Perspektive genau richtig – das schauen wir uns jetzt mal an.

> Die Seele, die unvergänglich und außerhalb von Raum und Zeit ist, entwickelt selbst keine therapierbaren Störungen, sie ist gewissermaßen unverwundbar. Sie kennt das Leben ihres Menschen vom Anfang bis zum Ende. Sie achtet auf ihren Menschen, und wenn er sich in seinem Leben grundlegend verirrt, schreitet sie ein.

Um sich bemerkbar zu machen, benützt sie den Körper, der psychosomatisch reagiert.

Psychosomatische Störungen entstehen zuallererst in den körpernahen und vorbewussten Gefühlen. Erst danach, und keineswegs immer, dringen sie ins Bewusstsein vor und können interpretiert werden. Keineswegs ist es so, dass sie von der Psyche immer so verstanden werden, wie sie gemeint sind.

Die Psyche mit ihrem Bezug zur äußeren Welt bezieht sehr häufig ihre Innenweltgefühle auf etwas, das sie draußen erlebt (hat) oder wahrnimmt.

Die Psyche ist mit ihrem Menschen aufgewachsen, mit ihm durch dick und dünn gegangen, hat sich mit ihm gefreut und mit ihm – oft auch unter ihm – gelitten. Und wenn es zu dick kommt und sie nicht mehr zurechtkommt, dann entwickelt sie eine psychische Störung. Die gesamte Psychotherapie, alle ihre Schulen und Richtungen, sind auf die gestörte Psyche hin orientiert und geschult. Sie kennen sich auch mehr oder weniger gut mit psychophysiologischen Zusammenhängen aus, also der gegenseitigen bzw. zirkulären Beeinflussung von physiologischen Parametern wie Hormonen, Transmittern und Stress auf die Psyche und vice versa. Dieses umfangreiche Wissen fließt in die Psychotherapie mit ein – man kennt die wissenschaftliche Studienlage –, und so sollte es doch ausreichen, so etwas Alltägliches wie eine psychosomatische Störung in den Griff zu bekommen.

Manchmal reicht es auch aus.

Und doch bleibt da eine offene Frage: Wie kann es sein, dass ein Mensch schwierige Notlagen, Krankheiten, Zeiten des physischen Mangels, Zeiten, in denen es ums schiere Überleben für sich selbst und die eigene Nachkommenschaft geht, »unbeschadet« übersteht? Zeiten, in denen Gefahren bestanden werden müssen, oder lange Perioden, die unschön sind und durchgehalten werden müssen – wie konnten also schwierige Ereignisse oder Zeiträume bewältigt werden?

Und warum treten bei demselben Menschen später, in Zeiten des Wohlstands, in ruhigem Fahrwasser, wenn doch alles in Ordnung ist, psychosomatische Störungen auf, die hartnäckig und behindernd sind und nicht wieder verschwinden – trotz vielfältiger Therapiebemühungen? Man sagt dann gern: Ja, das sind die Nachwirkungen, vorher war es einfach zu viel usw. Das mag sein und ist auch nicht selten der Fall. Man braucht Erholung und dann geht es schon wieder.

Sehr oft aber nicht.

Ich denke da zum Beispiel an einen schweren Burn-out, der gekennzeichnet ist durch totalen Energieverlust. Da zeigt sich, dass Erholung nicht reicht. Es ist üblich, dass Menschen in einer solchen Situation eine wochenlange Auszeit als Krankschreibung erhalten. Und doch nützt das oft letztendlich wenig.

Weil die Frage offen ist: Wie kommt es zustande, dass ein – ansonsten gesunder – Körper sich so strikt und ausdauernd weigert, weiterzugehen? Als wollte er sagen: So nicht mehr!

Oft funktioniert dann auch nach einer langen beruflichen Auszeit die sogenannte Wiedereingliederung nach dem Hamburger Modell, also sukzessive, doch auf längere Sicht funktioniert sie nicht. Denn eines sollte man ganz wörtlich nehmen: Man steigt nicht wieder in den gleichen Fluss, und wenn man so weitermachen will wie vorher, geht das nicht gut.

Ich sage dann immer: »So geht es nicht weiter. Jetzt müssen Sie die Kurve kriegen, die Richtung wechseln, auf eine andere Schiene springen – also die Weichenstellung ändern.«

Um bei dem bekannten Fluss-Beispiel zu bleiben, könnte man auch sagen: Man steigt nicht wieder an der gleichen Stelle in den eigenen Lebensfluss hinein. Denn der Fluss hat vielleicht schon die Richtung gewechselt und die derzeitigen Probleme resultieren daraus, dass man sich dem nicht gefügt hat, sondern krampfhaft an der bisherigen Richtung festhält. Also heißt es jetzt geschmeidig sein und schauen, woher der Wind weht und wohin einen die Wellen tragen wollen.

Ich denke da an eine Frau, Kathrin, 42 Jahre alt, die seit einem halben Jahr in eine Art Angstpsychose geraten war, die immer mal wieder und dann in immer kürzeren Abständen auftauchte und sie, wie in einer Schreckstarre, minutenlang festhielt. Diese Frau war eine hochintelligente Software-Entwicklerin, auch ihr Mann arbeitete in diesem

Metier, während der Pandemie meistens im Home-Office. Das kam ihnen entgegen, denn der siebenjährige kleine Sohn konnte in die Schule gehen, in den Hort oder aber zu Hause bleiben und war unter all den lästigen Umständen doch gut versorgt.

Die Familie hatte sich immer ein Haus mit einem Garten gewünscht – nun hatten sie es und wohnten gern darin, auch die neue Nachbarschaft war in Ordnung. Kathrin hatte vor Kurzem eine neue Stelle angetreten, die sie sich sehr gewünscht hatte. Insgesamt war alles in bester Ordnung – hätte man denken können. Wäre da nicht die wiederkehrende Angst gewesen, mit Atemnot und Kopfschmerzen, gefolgt von Erschöpfung bei gleichzeitig gestörtem Schlafrhythmus, also mangelhafter Erholung. Kathrin arbeitete ihr Tagespensum ab, kümmerte sich um ihre zwei Männer. Ihr Mann kümmerte sich ebenfalls um sie und um den Kleinen. Kathrin bekam zunehmend Insuffizienzgefühle, was ihre eigene Situation noch verschlimmerte – eine Abwärtsspirale.

Als sie zu mir kam, konnte sie nicht sagen, wann in ihrem Leben sie sich mal eine Zeitlang glücklich und zufrieden gefühlt hatte – außer diesem einen großen Glücksmoment bei der Geburt ihres Sohnes. Der wich aber sehr schnell der bohrenden Frage, ob sie denn dieser Aufgabe überhaupt gewachsen sei. Mittlerweile war der Junge schon ein wenig herangewachsen und, wovon ich mich überzeugen konnte, außerordentlich gut gelungen: Er war neugierig, entspannt, gesellig und lachte viel.

Bei seiner Mutter stellte sich im Beratungsgespräch sehr schnell heraus, dass sie überhaupt keinen Zugang zu ihren eigenen Gefühlen und Bedürfnissen hatte – ein total unterernährtes, eigentlich ein entwicklungsgestörtes Krokodil im Hirnstamm. Sie war selbst konsterniert, als sie sagte: »Dafür hatte ich nie Zeit. Ich habe immer nur funktioniert und erfüllt, was erwartet wurde. Ich weiß wirklich nicht, wie ich da rankommen soll, ich weiß nicht mal, was mir guttut.« Sie weinte.

Ich sagte: »Irgendetwas in Ihnen, Ihre Seele, hat gemerkt, dass jetzt der richtige Zeitpunkt gekommen ist, dass Sie sich vervollständigen sollten. Bisher haben Sie in die Außenwelt geschaut, was es dort zu tun und zu leisten gibt.

Jetzt meldet sich Ihre Innenwelt.«

Sie: »Ja gut, aber da ist nichts drin!«

Ich: »Das denken Sie jetzt: Wenn man wo beharrlich nicht hinschaut, sieht man auch nichts.«

Sie: »Wie soll ich denn schauen?«

Ich: »Indem Sie träumen. Und spüren, wonach Sie sich sehen.«

Denken wir wirklich, dass der Körper oder die Psyche oder beide zusammen die gangbaren Wege eines *ganzen* Lebens kennen und überblicken? Und dass sie so mächtig sein sollten, die falschen Wege zu blockieren und zu verhindern?

Wer kann so weit vorausschauen und die gesamte Lebenszeit überblicken?

Es ist die Seele, die unser Leben begleitet und die Raum und Zeit transzendiert. Deshalb sagen die alten Leute bzw. wird in anderen Kulturen gesagt: Der Zeitpunkt des Todes ist bestimmt. Auch der Zeitpunkt der Geburt. Sie meinen damit: Die Seele kennt ihn. Sie ist von Anfang an bei ihrem Menschen, sie kennt sein Schicksal, und wenn sie bei seinem Tod den Körper verlässt, ist er nicht mehr beseelt, was man ihm sehr schnell ansieht. Wohin sie geht, und woher sie gekommen ist, das wissen wir nicht – das ist eine Angelegenheit der Religionen und der Spiritualität.

Dass sie aber während unseres ganzen Lebens darüber wacht, dass wir uns nicht verlaufen, dass wir uns selbst nicht zu sehr verfehlen, dass wir hin und wieder zu uns selbst kommen und nicht dauernd neben uns stehen – das ist ein paar weiterführende Überlegungen wert.

12 Seel-Sorge statt Psychotherapie – im Ernst?

Das bio-psycho-soziale Modell um die spirituelle Dimension erweitern!

Über die Seele spricht man in der Medizin und Psychologie nicht. Wie auch? Als Gegenstand der Wissenschaft eignet sie sich nicht. Man kann sie nicht messen, nicht zählen, nicht wiegen, nicht einmal beobachten – aber ihre Wirkungen kann man bemerken.

Über die Seele zu sprechen bedeutet, über Seelenkräfte zu sprechen – und das ist nun tatsächlich eine konkrete Aufgabe der Therapie, auch für die Psychotherapie übrigens.

Deshalb muss das bio-psycho-soziale Grundmodell um eine vierte Dimension erweitert werden: bio-psycho-sozial-spirituell.

Erst damit haben wir es mit dem ganzen Menschen zu tun.

Worüber sprechen wir also, wenn es um die Seele geht? Über die Liebe, die Sehnsucht, die Schönheit, das Vertrauen in das Schicksal, das Verhältnis zum eigenen Tod – woran man glaubt, wenn einem klar wird, dass man nichts oder nur wenig weiß.

Sprechen wir zunächst einmal über die Sehnsucht.

Ich finde, die wichtigste Seelentätigkeit für das Leben der Menschen – und vermutlich aller Lebewesen – ist die Sehnsucht. Sehnsucht zieht in die Zukunft und öffnet sie.

Über Sehnsucht nachdenken

Wie Khalil Gibran sagt: Kinder sind die Sehnsucht des Lebens nach sich selbst. Das trifft nicht nur auf Kinder zu: Alles, was lebt, strebt danach, am Leben zu bleiben und sehnt sich nach einem guten Leben – und dafür tut es so allerlei Erstaunliches.

Man muss sich nur die langen Wanderungen der Landtiere, der Flusstiere und der Vögel, sogar der Schmetterlinge, vor Augen führen, um zu verstehen, dass eine Sehnsucht sie antreibt.

Da wir Psychotherapeuten in der Beratung unserer Patienten genau damit befasst sind, sie zu ermutigen, zu unterstützen und zu bewegen, in die Zukunft hinein ein besseres Leben zu suchen, halte ich mich hier bei der Sehnsucht ein bisschen länger auf. Sie ist aus meiner Sicht ein Schlüsselbegriff in der Seel-Sorge.

Allerdings nimmt kaum einer von uns in einer psychotherapeutischen Sitzung einmal dieses Wort in den Mund – unsere Patienten aber schon. Dann bemühen wir uns vielleicht, sie wieder auf den »Boden der Tatsachen« zurückzuholen. Auf diesem Boden stehend leiden sie, und es soll ihnen geholfen werden, dort besser zu bestehen, weniger oder gar nicht mehr zu leiden und ihr weiteres Leben realitätsgerecht zu meistern.

In der konkreten Realität hat die Sehnsucht keinen Platz, keinen Ort, da passt sie nicht hin, da würde sie nur stören. Aber sie hält sich sowieso nicht im Hier und Jetzt auf, wo das reale Leben stattfinden soll.

Wo soll man sie also suchen? Und ist sie überhaupt relevant?

Ich behaupte mal, dass Menschen, wenn sie sich an einen Therapeuten, Berater, Coach oder spirituellen Führer wenden, den Versuch machen, ihren Sehnsüchten und damit sich selbst auf die Spur zu kommen – auch, wenn sie zuerst mal Fragen stellen, die gar nicht danach aussehen und denen sich jeder Berater zuerst mal zuwenden muss: Fragen, das tägliche Leben betreffend.

Im späteren Verlauf solcher Gespräche ist dann doch oft von geheimen Sehnsüchten die Rede, denn ein jedes Leben geht voran in die Zukunft. Und jede persönliche Beratung ist dazu da, eine gute

Zukunft zu befördern. In der Zukunft, irgendwo dort, wo der Mensch hinwill, wohnt auch die Sehnsucht. Bisweilen ist sie auch in der Vergangenheit zu Hause, von woher sie in die Gegenwart zu Besuch kommt, und dann nennt man sie Nostalgie oder Heimweh und wird ein wenig traurig. An ihr kann einer auch richtig depressiv werden, wenn man bedenkt, dass es früher in vielen Hinsichten besser war und man dorthin nicht zurückkann.

In der Erinnerung schon – zurück in das eigene gelebte Leben.

Auch das ist sehr oft ein Thema in der therapeutischen Beratung, und da gilt es sicherzustellen, dass die Schätze der eigenen Vergangenheit durchaus nicht verloren sind. Sie sind Fakten und Manifestationen des gelebten Lebens, und ich sage immer: »Das alles ist auf Ihrer Haben-Seite, vergessen Sie das nicht – ein guter Grund für Dankbarkeit!«

Es könnte sich vielleicht lohnen, diesem seltenen, manchmal verpönten Wort nachzugehen, um herauszufinden, was es für uns bedeutet. Denn jeder Mensch kennt nicht nur dieses Wort, sondern weiß auch, was Sehnsucht ist. Und da diejenigen, die schreiben, auch immer über sich selbst schreiben, will ich gleich sagen, dass dieses späte Buch, das letzte, wie ich meine, auch von meinem eigenen Leben handelt, in dem sich die Sehnsüchte meiner Kindheit mehr als erfüllt haben, worüber ich immer wieder und wirklich sehr verwundert bin.

Vielleicht hat die Sehnsucht Ohren und kann hören, wenn man sie ruft oder ihr etwas zuflüstert. Und höchstwahrscheinlich hat sie Augen, mit denen sie die inneren Sehnsuchtsbilder in unserem Kopf betrachtet.

Nun hat die Sehnsucht eine weitläufige begriffliche Verwandtschaft, die mehr oder weniger realitätsnah daherkommt. Je näher an der Realität, umso größer die Chance, in einer Psychotherapie zu Wort zu kommen.

Da wären zuerst einmal die **Wünsche**. Etwas, wonach sich Menschen sehnen und was sie suchen, wird sehr oft Wunsch genannt. »Was wünschst du dir zum Geburtstag?«, fragt man das Kind. Und man geht davon aus, dass das Kind dann schon etwas sagen wird, was sich kaufen oder machen lässt. Kinder sind, meistens, höfliche Menschen und wollen ihre Eltern nicht in Verlegenheit bringen. Wenn aber eine Sehnsucht ins Spiel kommt, ist es aus mit der Höflichkeit. Dann wird es ernst. Kinder denken oft, ihre Eltern seien die Herren des Schicksals oder wenigstens mit ihm verbündet.

Nach einer Trennung der Eltern, wenn die Kinder nicht wissen, zu wem und wohin, wünschen sich die meisten, dass sie alle wieder zusammen wären, auf Dauer und im Glück wie früher einmal. Und so ein Trennungskind sagt das auch explizit, zum Beispiel, wenn eine Therapeutin dabei ist, zu der man ja ehrlich sein muss. So ein Kind sagt vielleicht: »Ich wünsche mir, dass sich meine Eltern wieder vertragen.«

Wenn solche Eltern, die ursprünglich wegen einer »Anpassungsstörung« oder vieler Fehltage mit ihrem Kind zur Beratung gekommen sind, daraufhin sagen: »Aber wir vertragen uns doch, wir leben nur nicht mehr zusammen, und wir haben dich doch beide lieb, und du hast doch zwei schöne Zuhause«, und so weiter, dann sagt das Kind nichts mehr, denn das hatte es nicht gemeint.

Auch in der Familie kann man sich allein fühlen, und solche Kinder wünschen sich vielleicht ein Tier, am besten einen Hund – in Wahrheit sehnen sie sich nach einem treuen Freund.

Der *Wunsch* ist also ein naher Verwandter der *Sehnsucht*, und meine Großmutter, die ich in jedem Buch einmal erwähnen muss, sagte zu mir: »Schätzchen, wenn du dir was wünschst, dann musst du jeden Tag einmal daran denken – und: sprich nicht darüber.«

Damals, als ich klein war, hatten meine Wünsche einen hohen Sehnsuchtsgehalt, denn sie waren so unwahrscheinlich, man könnte auch sagen, utopisch, dass ich auch nicht darüber hätte sprechen können, ohne dass mir die Verwandtschaft und alle anderen den Vogel gezeigt hätten. Denn wir waren arme Leute und speziell ich besaß nichts und hatte auch wenig zu erwarten. Keine Familie, keine Erziehung, keine Bildung, woher auch, die Schulen waren damals wie heute nicht auf Bildung ausgerichtet, nur auf Wissen, und das interessierte mich nicht. Also habe ich dort so gut wie nichts gelernt. Immer nur sehnsüchtig in die Ferne geschaut, irgendwohin, weit weg, bis zum Meer.

Aber hin und wieder, wenn das Wetter schön war, was ich sehen konnte, wenn ich aus dem Fenster des Klassenzimmers sah, packte mich die Sehnsucht nach draußen und ich meldete mich krank, ging zum Schuldirektor und sagte, ich hätte Menstruationsschmerzen. Denn darüber diskutiert ein katholischer Mann mit einem jungen Mädchen nicht. Ich setzte mich auf das Fahrrad, das mir nicht gehörte, aber immer bei meiner Großmutter bereitstand, und fuhr nach Hause, das heißt, dorthin, wo ich zu dieser Zeit wohnte, immerhin ein Weg von 33 Kilometern. Und so unterwegs, den Rennsteig hinauf und drüben wieder hinunter, ging es mir besser.

Dann wären da noch die **Träume**. Meine Wünsche, über die ich nicht sprechen sollte und also nicht sprach, waren Träume. Und da sind wir beim nächsten Verwandten der Sehnsucht, der ihr nähersteht als der Wunsch.

»Vergessen Sie die Träume Ihrer Jugend nicht!«, sagt Friedrich Schiller im *Wallenstein.*

In der Zeit zwischen der Jugend und dem Alter, also in der Zeit, wenn wir erwachsen sind, stehen wir mit beiden Füßen im konkreten Leben – so sollte es sein. Da gilt es, die Aufgaben, die das Leben stellt und die wir uns oft nicht einmal ausgesucht haben, zu meistern. Wir geraten oft einmal in Gegenden, wo wir uns nicht auskennen, wo wir uns vielleicht auf dem falschen Pfad oder am falschen Platz wiederfinden, und doch müssen wir standhalten und die Aufgaben erfüllen, die dieses Leben uns stellt – auch wenn es sich irgendwie fremd und falsch anfühlt. Neudeutsch nennt man das Herausforderung. Man könnte auch sagen, da musst du durch. Oder du läufst davon – beides ist anstrengend und hat Nebenwirkungen.

In der Rückschau auf mein eigenes Leben wird mir sehr klar, dass ich die meisten Wege nicht klaren Verstandes gewählt habe – außer bei meinen drei Kindern, die wollte ich.

Aber auch sie sind *gekommen*. Und das sollte man nie vergessen – es hätte auch anders kommen können. Alles andere, was mein Leben mit Arbeit und Erfolgen ebenso wie mit Misserfolgen und Schmerzen ausfüllte, hat sich so ergeben, hat sich angeboten oder wenigstens nicht verweigert. Denn das Erzwingen von irgendwas war mir zu anstrengend und nie meine Sache – und so wurde ein langes, arbeitsreiches Leben daraus.

Für Träume war da wenig Zeit und Raum. Die Nachtträume waren fast immer eher ängstigend, das heißt von Misslingen und drohendem Verlust geprägt: Man rennt hinter etwas her und erwischt es nicht, es entzieht sich jedem Bemühen, und dann wacht man schon morgens niedergeschlagen auf – kein guter Start in all die herausfordernden Tage.

Bis ein Mensch in seine Lebensmitte gelangt ist, kann es sein, dass er seine Träume vergessen oder aufgegeben hat. Er ist ein Realist geworden angesichts der konkreten Güter, die er sich geschaffen hat. Er sagt dann: »*Eigentlich* habe ich allen Grund, zufrieden zu sein.«

Das ist dann früher oder später – beim Burn-out zum Beispiel – ein Fall für die Therapie.

Letzthin hatte ich ein Telefongespräch mit einem 26-jährigen, also noch jungen Mann, der seit knapp fünf Jahren immer öfter wiederkehrende mehrtägige Kopfschmerzen hatte. Er war beruflich erfolgreich, hatte gerade eine gute, unbefristete Stelle in der Hauptstadt von sich aus gekündigt und hinter sich gelassen, war zurück in seine Heimatgegend gezogen, hatte ausprobiert, wie es sich anfühlen würde, Skilehrer zu sein, hatte seine Freundin aufgegeben, wollte sich neu orientieren und hatte einige Bewerbungen laufen. Er rief mich an, weil ich mich mit Kopfschmerzen auskenne.

Ein paar Tage später schrieb er mir in einer Mail, er werde jetzt nochmal ganz von vorne überlegen. Denn der Rat, seine Träume zu befragen, sei unerwartet, aber total wichtig gewesen.

Ich denke, er wird seinen Sehnsüchten auf die Spur kommen.

Und wie steht es mit den **Plänen**? Früher oder später im Leben machen die Menschen Pläne: Zeit, Geld und andere Ressourcen sind vorhanden und nun wird das Leben geplant, denn irgendwann wird die Lebenszeit knapper und man will ja noch einiges erleben.

Pläne sind mit der Sehnsucht nicht ganz so nah verwandt, mit den Wünschen schon eher. In einem Seminar sagte eine Teilnehmerin mit sichtbarer Begeisterung, in der nächsten Woche komme sie nicht, denn da gehe für sie ein schon lang gehegter Wunschtraum in Erfüllung, denn ihr Freund habe für sie beide eine Kreuzfahrt durchs Mittelmeer geplant – übernächste Woche würde sie berichten.

Ein junger Mann aus der Gruppe bekam einen roten Kopf und rief voll Mitgefühl: »Tu das nicht! Bewahre dir diesen Traum! Das geht nicht gut! Am Ende bist du enttäuscht! Du wirst sehen ...«

Ich fragte ihn: »Haben Sie selbst sowas schon erlebt?«

Und er, ganz leise: »Ja, in der Liebe.«

Die Kreuzfahrt der jungen Frau jedenfalls verlief planmäßig – wobei man nicht vergessen darf, dass ihr Liebster auch mit dabei war.

Mit manchen Plänen kann man aber die Sehnsucht regelrecht totschlagen, wenn man vor lauter realitätsbezogenen Überlegungen und Bedenken haarscharf an ihr vorbeiplant. Dann steht man nach vielen Anstrengungen und Ausgaben vor der Realität, zum Beispiel im neuen Eigenheim, und kann in dem Haus doch nicht gut leben, weil man bei der Planung und während des Baus vergessen hatte, seine Träume zu befragen.

Wenn die Pläne der Sehnsucht total zuwiderlaufen, dann macht einem die eigene Seele einen Strich durch die Rechnung, ruft den Körper zu Hilfe und generiert eine massive psychosomatische Störung, die sagt: Moment mal, hör auf damit.

»Ja, mach nur einen Plan, sei nur ein großes Licht, und mach auch noch nen zweiten Plan, geh'n tun sie beide nicht.« Das hat Bert Brecht gesagt, dem ich schon immer alles geglaubt habe.

Man macht im Leben natürlich immer Pläne, ganz konkret, wenn es sein muss, mit Strichlisten für das, was nach und nach zu erledigen ist. *Erledigt* ist dafür ein gutes Wort, denn wenn etwas erledigt ist, dann ist es so gut wie tot. So kann man sein Leben auch verbringen, indem man seine Wünsche in Pläne umformuliert, sie abarbeitet, sie erledigt und sie dann in der eigenen Vergangenheit beerdigt.

So ähnlich klingt es für mich, wenn mir ein Klient erzählt, er oder sie habe die eigene Vergangenheit, was heißt, das eigene Leben, so es in der Zeit zurückliegt, schon bearbeitet. Es ist dann gewissermaßen in der persönlichen Ablage archiviert. In die Zukunft blickend geht das so ähnlich wie mit den To-do-Listen, die man abhaken kann, was eine gewisse Befriedigung hervorruft, besonders dann, wenn man unangenehme Dinge hinter sich gebracht hat.

Für den Normalgang reicht das aus.

Mit der Sehnsucht ist es ähnlich: Jede erfüllte Sehnsucht ist gestillt, es gibt sie nicht mehr. Aber meistens gebiert sie eine neue in die Zukunft hinein.

Es gibt innerseelische Befindlichkeiten, die sich irgendwann im Leben – ich möchte fast sagen eines jeden Menschen – bemerkbar machen und etwas fordern. Was der oder die Betroffene oft gar nicht gleich als Forderung bemerkt. Eher als Störung des Lebensvollzug, als Verstimmung, als Körpersymptom ohne erklärlichen Befund, als Leere, als Sinnkrise und so weiter …

Hier spricht die Seele, dafür gibt es keinen Plan, hier muss man die Sehnsucht befragen.

Hoffnung – sie ist die traurige Schwester der Sehnsucht. Sie hat einen Stammplatz in der Medizin und Psychotherapie und in allen Situationen, in denen es Menschen schlecht geht und sie trotzdem in die Zukunft blicken müssen oder wollen. »Bringen Sie sich nicht (gleich) um, geben Sie die Hoffnung nicht auf!« Die Hoffnung stirbt zuletzt – was natürlich nicht stimmt. Sie stirbt gemeinsam mit dem Menschen. Aber eigentlich meint der Satz, dass dann, wenn jede rational begründete Zuversicht obsolet geworden ist, immer noch ein Funken Hoffnung lebendig ist.

Ich habe mir von einer Pastorin, die Gefangene im Gefängnis besucht, sagen lassen, dass sie noch keinen getroffen habe, der nicht darauf hoffte, eines Tages auszubrechen oder sonstwie freizukommen – und sei es durch ein Wunder oder ein bürokratisches Versehen.

Die Hoffnung hat etwas Essentielles mit der Sehnsucht gemein: Sie strebt in die Zukunft in dem Glauben, dass es gut oder zumindest besser werden kann, oder wenigstens nicht noch schlechter.

In dem Buch *Hoffnung im Alter* haben die Herausgeber als Auftakt zum Thema meine Geschichte über die Bremer Stadtmusikanten platziert, die ich auch stilbildend finde für therapeutische Situationen, in denen es so nicht weitergehen kann – das ist meistens der Fall. Die Tiere, die eigentlich keine Musikanten sind, auch keinen derartigen Plan verfolgen, stellen fest: »Etwas Besseres als den Tod finden wir allemal«, tun sich zusammen und machen sich auf den Weg.

Ins Ungewisse wohlgemerkt: Wo Bremen ist, wissen sie nicht. Sie verirren sich im Wald, wie es in den Märchen und im menschlichen Leben regelmäßig vorkommt – keine Orientierung mehr.

Ich könnte jetzt natürlich ein wenig literarisch werden und sagen: »... da wächst das Rettende auch«.

Ich sage aber lieber: Unverhofft kommt oft – und meistens dann, wenn man es braucht.

Es fliegen ja überall Schutzengel herum, und die behalten den Überblick, von oben gewissermaßen.

Wie die Sache ausgeht, wissen wir: Dass die Kerle berühmt wurden und in Bremen, wo sie nicht einmal angekommen sind, sogar ein Denkmal bekommen haben, hat sie bestimmt nicht gekümmert. Sie waren gerettet und haben vermutlich einfach weitergelebt – mit einem Dach über dem Kopf und den vielen Würsten, die die Räuber bei ihrer Flucht zurücklassen mussten, und am wichtigsten: Sie hatten sich gegenseitig, und das ist für eine Musikband natürlich auch gut.

Wenn man genauer und mit rationalem Verstand darauf schauen würde, müsste man feststellen: Das Ganze ist ein Fake. Tatsächlich ist es ein Märchen. Und Märchen tragen in sich immer eine, wenn auch verborgene, Weisheit.

So ist es auch bei der Hoffnung. Von Hoffnung spricht man ja, wenn es keine rationale Grundlage für positive Erwartungen gibt. Deshalb sage ich: Die Hoffnung ruht auf einem Untergrund von Traurigkeit, Melancholie und womöglich Angst und gebiert daraus den Mut, trotz allem nicht aufzugeben.

Hilde Domin, unsere unvergessene Heidelberger Dichterin, schrieb ihre schönsten Gedichte in den Zeiten großer seelischer Not. Marion Tauschwitz, die Freundin und Begleiterin ihrer letzten Jahre, zitiert sie in ihrem Buch *Das unverlierbare Leben: Erinnerungen an*

Hilde Domin: »… aber die Sehnsucht nach Hoffnung darf nicht verfallen, die muss wirkende Kraft bleiben«. (Tauschwitz 2019, S. 21)

Kennen wir nicht alle auch **Verlangen und Begierde**? Das Verlangen ist die gierige Schwester der Sehnsucht. Verlangen und Begierde sind auch früher zur Welt gekommen, sind ältere Geschwister und dominant. Wenn ein Kind geboren wird, ist die Begierde gleich mit dabei – sie ist durchsetzungsstark und überlebenswichtig. Wenn sie nicht bekommt, was sie will und braucht, schreit sie laut und hört nicht auf, bis sie gestillt ist – im wahren Sinn des Wortes. Wenn es nichts nützt zu schreien und das Kind aufhört, zu verlangen, was es braucht und was ihm zusteht, stirbt es womöglich. Wenn nicht, wird es aber sein Leben lang ein Mangelgefühl mit sich tragen – und vielleicht wird es später gierig nach allem Möglichen.

So entsteht auch die eine oder andere *Sucht*, deren Eigenschaft es ist, nicht gestillt werden zu können.

Alle drei – *Verlangen, Begierde* und *Sucht* – fühlen sich der Sehnsucht weit überlegen. Sie sind ja auch mächtiger und setzen sich durch. Während ihre kleine Schwester wie ein flüchtiger Schmetterling umherweht und nur auf sich aufmerksam macht, wenn man sie lässt. Sie ist ein höfliches Wesen und wartet, bis man ihr Raum gibt. Ist sie ungestört, kann es sein, dass sie alle Räume erfüllt und sehr groß und mächtig wird. Dann kann sich ihr keiner mehr entziehen. Denn die Sehnsucht ist von besonderer Art: Der Mensch kann wenig tun, um sie zu erfüllen – sie erfüllt sich oder sie erfüllt sich nicht.

Und letztlich kommt es darauf nämlich gar nicht an. Eine Sehnsucht muss man *haben*, sie soll einen *begleiten* und *führen*, aber auch *verführen* – in die richtige, sprich eigene, Richtung.

Sie ist die Hintergrundstimme, die uns ermutigen will, unser *eigenes* Leben zu suchen und, wo immer möglich, zu leben.

Und aus diesem Grund sollte die Sehnsucht auch ein wesentlicher Bestandteil der Psychotherapie sein.

Die Sehnsucht ist nämlich eine große Verführerin. Ich behaupte ja immer mal wieder, dass jede gute psychotherapeutische Begegnung ein gewisses Element von Verführung enthalten sollte. Das bringt die meisten meiner Kollegen gegen mich auf, besonders diejenigen, die es auf das konkrete Verhalten ihrer Klienten abgesehen haben und Verführung mit Belehrung oder gar Demagogie verwechseln. Oder die meinen, Verführung habe etwas Übergriffiges an sich. Wenn man es so sieht, haben sie natürlich Recht. Und sie würden auch solche verführerischen Begriffe wie *Sehnsucht* nicht aussprechen, das könnte ja in seelische Gefilde führen, wo sich Psychotherapeuten gemeinhin nicht auskennen, denn darüber haben sie im Studium nichts gehört. Auch *Seele* ist so ein Begriff, der nicht vorkommt, die überlassen wir den Seelsorgern. Wir haben die Psyche, mit der kennen wir uns aus.

Man muss mit dem Begriff der Verführung vorsichtig sein beziehungsweise sorgfältig mit ihm umgehen. Ich finde aber, dass es nicht nur legitim, sondern geboten ist, in einem Menschen, der in irgendeiner Form Orientierung in der Zukunft sucht, die Sehnsucht nach seinem eigenen Leben zu schüren – ihn also zu seinem eigenen Leben hin zu (ver)führen. Das gilt eben nicht nur für die Kinder, wie Khalil Gibran sagt, sondern hin und wieder auch für das spätere Leben, wenn es einen neuen Anfang oder eine andere Richtung benötigt.

Im Verführen steckt auch das Führen. Den Psychotherapeuten als eine Art von Führer zu sehen, ist durchaus akzeptiert.

Nun hat die Vorsilbe »ver« sehr oft eine negative Konnotation, wie im Verlaufen, Vergessen, Verlieren …, nicht so sehr im Verlieben, Verströmen, aber schon auch im Verführen. Noch dazu kommt Verführen hauptsächlich in erotischen Beziehungen vor und hat auch deshalb in der Psychotherapie nichts verloren.

Immerhin ist es aber ein Beziehungswort, und es konnotiert ein – mehr oder weniger freiwilliges – Machtgefälle, wie es eben auch in der Psychotherapie gegeben ist.

Wie das Führen in der psychotherapeutischen Praxis auf verführerische Weise gelingen kann, darüber mehr im letzten Kapitel dieses Buchs.

Nun will ich auf die **Sehnsucht nach Liebe** eingehen: Die grundlegende Sehnsucht eines jeden Menschen ist die *Sehnsucht nach der Mutter.* Genauer gesagt, nach der Liebe der Mutter. Denn nach einer Mutter, die ihr Kind nicht liebt, sehnt sich das Kind zwar auch, irgendwie diffus nach etwas, das sein sollte, aber nicht ist, und wenn das Kind nicht frühzeitig stirbt – denn genau dieses Fehlen der Liebe ist für Babys ein Grund zu verlöschen –, erwirbt es eine gravierende psychische Störung, die es ein Leben lang begleiten wird.

Kinder können es nicht verwinden, von ihrer Mutter verlassen zu werden. Und die meisten adoptierten Kinder wollen ihre Mutter finden und sie fragen: Warum hast du mich weggegeben? Und auch, wenn es viele gute Gründe dafür geben mag, dass eine Mutter ihr Kind nicht großziehen oder es nicht lieben kann, bleibt es doch immer ein Stachel im Fleisch und in der Seele des Kindes.

Manche Mütter sind physisch da und dennoch nicht fühlbar für das Kind, das sich danach sehnt, von ihr gesehen und geliebt zu werden.

Eine wunderbare Parabel über diese Sehnsucht nach der mütterlichen Liebe hat Steven Spielberg in seinem Film *A.I. Artificial intelligence* umgesetzt, nach einer schon vorhandenen Idee bzw. einem Plot, den Stanley Kubrick nicht mehr verwirklichen konnte. Während seine *Odyssee im Weltraum* von der Unendlichkeit der Räume handelt, so dieser Film von der Zeitlosigkeit und Unendlichkeit der Sehnsucht nach der Liebe der Mutter.

Dieser Film geht unter die Haut – Stanley Kubrick hätte ihn sicher ein wenig weniger bunt und spektakulär gemacht –, denn er zeigt eine grundlegende Wahrheit, die jedem Menschen eigen ist, auch einem Androiden, der durch die Liebe seiner Mutter zu einem Menschen wird. Dieser Android ist ein künstliches Geschöpf, ein Klon-Kind, von dem noch beliebig viele andere hergestellt werden, damit

Eltern, die sich sehnlichst ein Kind wünschen, eines davon erwerben können. Wenn es ihnen zusagt, das heißt, nach einer gewissen Probezeit, adoptieren sie es oder sie geben es zurück. Es wird nicht gesagt, ob sie es auch umtauschen könnten gegen eine andere Kombination von künstlichem Genmaterial. Die künstliche Intelligenz ist zu der Zeit, in der der Film spielt, schon weit entwickelt. Von heute aus gesehen ist das nicht mehr so futuristisch.

Es werden in der AI-Fabrik auch andere menschenähnliche Geschöpfe hergestellt, die der »echte« Mensch für bestimmte Bedürfnisse erwerben kann, nicht nur für Küchen-, Putz- und Pflegedienste und Sex, auch als Begleiter und Partner, die natürlich auf Eigenschaften und Emotionen programmiert sind, die dem Käufer, der in diesem Film noch ein natürlicher Mensch ist, zusagen.

Nebenbei sieht man da aber schon, dass diese Androiden die »besseren« Menschen sind, nicht nur ästhetisch gesehen, sondern auch hinsichtlich ihrer Sozialmoral, also ihrer sozialen Intelligenz, die gegenseitige Hilfsbereitschaft und Rücksichtnahme einschließt. Sie wären auch, nicht nur in technischer Hinsicht, die besseren Autofahrer. Hier spricht man wie selbstverständlich von autonomem Fahren, was aber nur so aussieht, denn sie sind ja nur gut programmiert. Im besagten Film verhalten sich die Androiden, bei denen es sich um lernende Systeme handelt, wirklich autonom. Sie handeln selbständig.

Selbständig handeln die echten Menschen auch, jedoch auf eine grausame und brutale Weise, denn sie betrachten diese Geschöpfe als ihre Sklaven, die man irgendwann wegwirft und unter allgemeinem Gejohle zerstört, wie Dinge, Gegenstände, Material – was ja so falsch nicht ist. Heute nennt man das »entsorgen«.

Ob die Androiden die Menschen verachten, was offensichtlich angebracht wäre, bleibt dem Zuschauer überlassen. Es gibt ja im Hintergrund immer noch die Programmierer, also die Schöpfungs-Götter der Androiden, und ob die ihren Geschöpfen so etwas wie Verachtung gegenüber der eigenen Rasse eingeben würden, ist fraglich und muss offen bleiben.

Auch Gottes Schöpfung wurde über sehr lange Zeiträume hinweg für gut gehalten. Gott selbst sah nach jedem neuen Schöpfungstag, dass es gut war.

Später haben seine selbstlernenden Geschöpfe schon dafür gesorgt, dass sie sich nach eigenem Gutdünken entwickelt haben.

So weit sind diese Androiden noch nicht, und deshalb sind sie die Guten und das Thema des Films ist die Liebe, die bei der Adoption eines Kindes eine Rolle spielt. Adoption heißt: Annahme eines Lebewesens an Kindes statt.

Damit aus dem androidischen Wesen, das so aussieht und sich so verhält wie ein echtes Kind, auch in Wirklichkeit eines wird, muss laut Programmierung ein Ritual vollzogen werden. Wohlgemerkt erst dann, wenn die Eltern des Kindes sich absolut sicher sind, dass sie dieses Kind als ihr eigenes annehmen wollen und es niemals verlassen werden. So lautet der Vertrag. Das Ritual: Die Mutter kniet vor dem Kind, in unserem Fall einem Knaben, nieder und spricht zu ihm eine vorgegebene Formel, die in ihm einen Mechanismus auslöst, in dem er erkennt, dass diese Frau seine Mutter ist – in diesem Moment entsteht in ihm die Liebe zu ihr.

Diese Liebe des Kindes ist fest programmiert, unverbrüchlich, unvergänglich und besteht weiter und fort über Äonen von Jahrhunderten, als es schon längst keine Menschen mehr gibt, New York schon in den Ozeanen versunken ist und dieses Kind von einer späteren Generation hochentwickelter Androiden gefunden und wiederbelebt wird und es immer noch nach der Liebe seiner Mutter sucht. Die hatte ihn nämlich verstoßen, ausgesetzt im Wald, wie es so vielen Märchenkindern widerfahren ist. Der ganze weitere Film ist ein einziges dramatisches, fulminantes, spektakuläres Spielberg-Epos über die verzweifelte Suche eines verstoßenen Kindes nach seiner Mutter. Es wäre nicht Stanley Kubrick, wenn das Ende nicht versöhnlich ausginge.

Die schon erwähnten hochentwickelten Androiden, die den Jungen Jahrhunderte später in seiner gläsernen Einsamkeit finden und aufwecken, verfügen über ein Wissen, über das wir Heutige auch verfügen, an das wir aber in unserer realitätshörigen Gesellschaft selbst nicht glauben: dass nämlich die Imaginationskraft, in diesem

Fall die Erinnerung, Bilder von solcher Realität herzustellen in der Lage ist, dass sie der konkreten Realität in nichts, aber auch gar nichts nachstehen. Und so findet auch das Kind seine Mutter wieder, einen ganzen Tag lang, genauso wie es einmal war, als seine Mutter ihn noch liebte.

Es könnte ja sein und wäre eine Überlegung wert, dass die Liebe etwas ganz und gar Irreales, Imaginäres ist. Wenn man sagt: Etwas ist etwas oder ist etwas nicht, so bekommt es allein schon durch den Satzbau einen gewissen Realitätsgehalt zugesprochen. Es gibt, es ist, es verhält sich so und so, und dieses *es* bekommt damit sogleich einen ontologischen Status.

Die Sehnsucht hat diesen Status nicht. Die Liebe auch nicht. Auch nicht das Glück. Und doch haben wir dafür Begriffe erfunden, die jedem geläufig sind.

Es gibt einen kategorialen Unterschied zwischen dem Faktischen, was da ist, und dem Ersehnten, was nicht da ist. Denn wenn das Ersehnte da ist, wenn sich die Sehnsucht »erfüllt«, das heißt, mit Realität gefüllt hat, ist sie weg, hat sich verflüchtigt.

Die Sehnsucht flieht vor der Realität, die Gegenwart ist nicht ihr Ort. Sie wohnt, wenn überhaupt, in der Zukunft, auch wenn sie ihre Bilder oft genug aus der Vergangenheit holt.

Im Italienischen unterscheidet man die *desideri* von der *nostalgia*. Beide sind nicht im Hier und Jetzt, und doch begleiten sie einen Menschen fortwährend und sind so immer mit dabei als erinnerte Vergangenheit und als ersehnte Zukunft.

Die *Sehnsucht nach Liebe* ist in auch in jedem erwachsenen Menschen immerzu da – an der Oberfläche des Alltags, in den Suchbewegungen der Blicke, in den verborgenen Tiefen der Seele.

Man könnte denken, dass dies selbstverständlich – implizit oder explizit – das zentrale Thema eines jeden therapeutischen Gesprächs sein sollte. Aber so ist es mitnichten. Bis man sich zusammen mit einem schwer belasteten Patienten durch das Dickicht seiner Probleme hindurch gesprochen hat, dauert es eine ganze Weile, und es ist auch dann nicht ganz einfach zu fragen: Und, was ist es, das Sie lieben oder geliebt haben? Irgendetwas in Ihrem Leben? Ist es ein Mensch? Ein anderes Lebewesen?

Und doch sollte man genau danach fragen, denn über die Liebe spricht die Seele am liebsten.

Sogar in Paartherapien scheuen sich manche Kollegen zu fragen: Lieben Sie sich – eigentlich – noch? Wer liebt hier wen und wer nicht mehr? Wie war das, als Sie sich verliebt haben – damals?

Dann könnte man mit dem Paar über die Liebe sprechen, über Vertrauen und Geborgenheit und über ihre Veränderung in der Zeit und wie alles so gekommen ist.

Stattdessen geht es um Kompatibilitäten, wie es ja auch in den Beziehungs-Börsen um Matching geht: Wie gut passen zwei zusammen? Man spricht dann von funktionierenden Partnerschaften, also Paaren oder Familien, die ihre Konflikte diskutieren und aushandeln, und das ist ja tatsächlich eine gute Grundlage für das Zusammenleben.

Wenn allerdings eine oder einer anfängt zu leiden, ablehnende oder von Wut erfüllte Gefühle zu empfinden, sei es gegenüber einer beteiligten Person oder der ganzen verfahrenen Situation, dann ist Beratung oder Therapie gefragt, denn jetzt geht es um Gefühle, Wünsche, Sehnsüchte und verlorenes Vertrauen. Und darum, ob sich eine gestorbene Liebe reanimieren lässt.

Da gerät man mit dem Patienten unversehens in spirituelle Dimensionen, wo man gemeinsam ein wenig verweilen muss, um nicht gleich wieder in Funktionalismen abzugleiten.

Es gibt nicht wenige Ratsuchende, die noch nie mit jemandem über bestimmte Gefühle, Stimmungen und »seltsame« Wahrnehmungen gesprochen haben, wie sie sagen – verwundert und froh, auszusprechen, was ihnen auf der Seele liegt. Das erinnert doch ein wenig an den Seelsorger oder sogar den Beichtstuhl?

Durchaus.

Aber so ganz nah ins Innere ihrer Patienten möchten wohl viele Kollegen nicht schauen.

Dabei geht es keineswegs um Intimitäten, sondern um Erlebnisse, die ans Licht drängen und angesehen werden *wollen*. Nicht sollen!

Wir arbeiten nicht aufdeckend. Was in den Tiefen der Seele schlummert und schläft, soll ruhig dort bleiben.

Was sich aber bemerkbar macht – durch ein psychosomatisches Symptom zum Beispiel –, das will angeschaut werden.

Dann ist da noch die **Sehnsucht nach Heimat**. Ein sehr deutliches Beispiel dafür sind die vielfältigen Beschwerden, die Migranten – also Menschen, die früher einmal ganz woanders zu Hause waren – in die Beratung mitbringen. Menschen, die schon ein halbes Leben lang arbeitend und so gut wie nie krank bei uns verbracht haben und nun, da sie älter geworden sind, alle möglichen Beschwerden haben. Nach einem langen Weg durch unser fabelhaftes Gesundheitssystem, das ihnen diverse Behandlungen zuteilwerden ließ, stellt sich letztendlich eine psychosomatische Störung heraus. Falls jemand überhaupt auf diesen Gedanken kommt und nicht gesagt wird, es handle sich um ganz normale Abnutzungserscheinungen oder alle möglichen Alterskrankheiten, mit denen man sich abfinden müsse.

Wenn ich von Ärzten einen Patienten mit chronischen Schmerzen zugewiesen bekomme, die ich für psychosomatisch halte, und nachfrage, was denn der Auftrag an mich sei, so sagen solche Patienten nicht selten: »Ich soll bei Ihnen lernen, wie ich mit meinen Schmerzen leben kann.« In der Fachsprache nennt man das Schmerzbewältigung.

Ich werde dann regelrecht ein bisschen zornig und sage: »Das kommt überhaupt nicht in Frage. Sie haben psychosomatische Schmerzen und die geben nach, wenn Sie einen guten Weg für sich gefunden haben. Und deshalb schauen wir uns jetzt einmal Ihr Leben an.«

Man kann davon ausgehen, dass sich in vielen solcher Fälle die Seele kundtut. Und sehr schnell stellt sich heraus, dass es um Heimweh geht. Dann tritt das Dilemma zutage, dass dieser Mensch keinen Ort hat, wo seine Seele mit ihm wohnt. Sein Körper ist hier, seine Seele ganz woanders.

Die Seele und ihre Orte

Wenn man so einen Menschen fragen würde: Wo wären Sie am liebsten, wenn Sie nicht hier wären? Dann sieht man schon an seinem Blick, dass er in die Ferne schweift und dort irgendwo hängen bleibt. Und dort muss man ihn halten und über seine Sehnsucht sprechen und wie es dort früher war und wie sehr er sich wünscht, dort wieder zu sein, und wenn schon nicht dort zu leben, dann wenigstens zu sterben oder begraben zu werden in dieser Erde, die seine Heimat war und immer noch ist. Und selbstverständlich muss man die Trauer mit ihm tragen und das ganze Unglück über den verlorenen Ort, wo seine Seele geblieben ist und auf ihn wartet.

Ich erinnere mich an eine noch junge kurdische Frau, die mit einem Teil ihrer Familie schon länger in Deutschland lebte, während andere Verwandte noch zu Hause, im Norden ihres Landes lebten. Diese Frau träumte fast jede Nacht von ihrem Bett in ihrem Elternhaus in dem Zimmer, das sie als Kind zusammen mit ihrer Schwester bewohnte, und sie sagte: »Dieses Bett steht immer noch dort, und ich möchte noch einmal in meinem Leben eine Nacht darin schlafen.« Jeden Morgen wachte sie total zerschlagen auf und konnte sich in ihrem hiesigen Leben nur schwer orientieren: Sie war nicht richtig hier und auch nicht dort – will sagen: Tagsüber musste sie hier sein, während sie nachts dorthin zurückkehrte, wo ihre Sehnsucht sie hinzog.

Da wird auch klar, dass eine Beratung mit einem sehnsuchtskranken Menschen lang dauern kann, dass man sie nicht auf ein nächstes Mal vertagen kann, weil man gemeinsam so lang in der Traurigkeit verweilen muss, bis während des Erzählens eine Liebe entsteht zur Vergangenheit und allem, was zum eigenen Leben gehört hat und noch gehört. Denn die inneren Sehnsuchtsbilder sind immer da, wenn man sie ruft.

Seelenarbeit in der Beratung heißt, die Fülle all dessen, was war und ist und was noch sein wird, zu umfangen und mit Liebe anzusehen.

Dafür braucht der Mensch einen anderen Menschen – wenn es ein Freund ist, umso besser!

Sehr oft ist aber so eine Freundschaft nicht vorhanden.

Wenn es dann nur einen Fachmann, eine Fachfrau gibt, der man sich anvertrauen kann, dann muss der sich dafür hergeben, die Seele zu rufen.

Wir Psychotherapeuten verbringen einen Gutteil unserer Zeit damit, Menschen zu trösten und aufzurichten, wenn zum Beispiel ein lieber Angehöriger gestorben ist, eine Liebe verloren ist oder die eigene Jugend oder eine Heimat vergangen oder jemand einfach am falschen Ort ist. Solche schwerwiegenden Verluste werden meistens nur dann zu Psychotherapeuten gebracht, wenn sich psychopathologische Folgeerscheinungen zeigen, zum Beispiel eigene Verlustängste, pathologische Trauer, die nach den offiziellen Diagnosekriterien schon nach ein paar Wochen diagnostiziert wird – was ich missbillige. Auch Suizidgedanken, weshalb man als Psychotherapeut die geschlossene Psychiatrie in Betracht zu ziehen hat.

Ich frage mich: Wo kämen wir hin, wenn wir es nicht tolerieren könnten, dass sich jemand mit dem Gedanken beschäftigt, sich umzubringen? Und was für einen Trick hat die Psychiatrie wohl auf Lager, den ich nicht kenne, um Menschen dazu zu bringen, weiter leben zu wollen?

Ich glaube, es führt kein Weg daran vorbei, seine Seele zu rufen, sie zu suchen, sie zu bitten, bei ihrem Menschen zu bleiben, ihn mit dem zu erfüllen, was sie zum Leben beizutragen hat: Sehnsucht, Freude, Begeisterung, Schönheit, Vertrauen und Liebe – und am Ende auch Dankbarkeit. Ohne diese Seelenkräfte ist auch die reichste Außenwelt letztendlich leblos.

Letzthin rief mich ein 33-jähriger verzweifelter Mann an, der sagte: »Wenn sie mich verlässt, bring ich mich um.« Seine Frau hatte schon während der ganzen neun Jahre ihrer Beziehung und fünfjährigen Ehe immer wieder zu ihm gesagt: »Du bist gar nicht da!«

Er hatte diesen Satz missverstanden, denn er war wirklich beruflich sehr beschäftigt, war sehr erfolgreich, war viel unterwegs, baute gerade ein Haus für sich und seine Familie – er hatte auch eine dreijährige Tochter. Und als er um Hilfe bat, noch am Telefon, sagte er: »Ich glaube, jetzt weiß ich, was sie meint. Manchmal, wenn ich mit meinem Kind zusammen bin, spüre ich einen Anflug von Glück. Sonst nie! Wissen Sie, ich bin darauf getrimmt, Geld zu verdienen und angesehen zu sein, und ich will auch meiner Familie etwas erschaffen und hinterlassen, wenn ich mal sterbe.« Wohlgemerkt: Er war 33.

Dieses Beispiel entbehrt nicht der Ironie: Wenn er sich jetzt umbringen würde, wäre ja schon eine Menge an Gütern da. Aber ich wollte nicht sagen: Warten Sie noch, bis das Haus fertig ist. Dieser Mann suchte eine Psychotherapie, aber seine Not war seelischer Art. Ich sagte zu ihm: »An Ihnen ist nichts falsch – Ihnen fehlt aber eine ganze Hälfte, nämlich Ihre Innenwelt.« Da sagte er: »Genau das ist es, da ist so eine Leere in mir. Das ist furchtbar.«

Es gab früher eine psychopathologische Diagnose *Alexithymie*, die man übersetzen könnte mit »Gefühlsblindheit«. Nicht dass solche Menschen keine Gefühle hätten – sie bemerken sie nicht, sie achten nicht auf sie, sie spüren sie nicht – anders gesagt: Ihr Krokodil schläft tief und fest, es träumt nicht einmal.

Weil sie ihr ganzes Leben damit verbracht haben, in die Außenwelt zu schauen, auf die Aufgaben, die es dort zu lösen gilt, auf den Erfolg, den es dort zu holen gibt und auf die Anerkennung des näheren und weiteren sozialen Umfeldes. Das ist keine Persönlichkeitsstörung, sondern ein Entwicklungsdefizit, das besonders oft bei Männern vorkommt und ausgeglichen werden kann. Das Thema lautet: zu sich kommen.

Anders gesagt: die eigene Seele suchen.

Der Unterschied zwischen Außenwelt und Innenwelt ist ganz einfach: Zur Außenwelt gehört all das, was man wollen und tun kann, also alles Willkürliche. Zur Innenwelt all das, was geschieht, also alles Unwillkürliche, was einfach so kommt oder auch nicht, worauf man gespannt sein kann und was man sich so wünschen würde, wenn man sich was wünschen dürfte, wo es einen hinzieht …

Auf diesen Unterschied angesprochen, sagte der junge Mann aus dem Beispiel oben: »Also, das ist für mich ganz schwierig. Etwas auf mich zukommen lassen – das fällt mir schwer. Ich bin ein Macher.«

In der Tat! Das soll er auch bleiben. Und zusätzlich noch seine Seele rufen und bitten, dass sie Dinge geschehen lässt, mit denen er nicht gerechnet hatte.

Seine Frau rief mich an und sagte, dass sie ihn liebe und eigentlich auch mit ihm leben wolle, nur eben nicht wie bisher. Als ich mich freute, weil sie ihn liebte, sagte sie: »Ja, er hat *so viele gute Eigenschaften.« Ich sagte: »Noch was, was er* hat *– Liebe hat mit Haben nichts zu tun, nicht mal mit einem guten Charakter. Ich frage Sie: Wie* ist *er denn? Also zärtlich jedenfalls nicht. Wie reagiert denn Ihr Körper, wenn er ihn sieht? Fühlt er sich zu ihm hingezogen?*

Beide sind guten Willens, nur, willentlich ist da nicht viel zu machen.

Dieser Mann konnte es nicht einmal zulassen, dass seine Frau zärtlich auf ihn zuging: Nun, erotische und sexuelle Gefühle kann man auch nicht machen. *Sex machen geht natürlich schon. Nur das Kind löste ein unwillkürliches Glücksgefühl in ihm aus! Das ist doch schon mal ein Anfang!*

Der Wunsch, wirklich zu leben, realisiert sich weniger mit Bezug zur Außenwelt als über die Bilder der Innenwelt und ihre Bedeutung: Dass da ein Kind ist und eine Frau, die spüren möchten, dass sie geliebt sind.

Viktor Frankl, der Erfinder der Logotherapie, berichtet in einem Vortrag von einer Befragung Jugendlicher, die sich das Leben nehmen wollten, nach ihren Gründen für diese Entscheidung. Ein großer Teil von ihnen sagte, sie sähen in ihrem Leben keinen Sinn: »Wozu die ganze Anstrengung, ist doch sowieso egal, keine Ahnung, warum ich lebe, wen kümmert es?«

Die Suche nach dem Sinn des eigenen Lebens ist der Grundgedanke der Logotherapie – und diesen Sinn zu suchen die Aufgabe des Menschen sein Leben lang.

Und wie erkennt ein Mensch den Sinn seines eigenen Lebens? Indem er bemerkt, dass sein Körper erfüllt ist von dem, was man die Seelenkräfte nennen könnte: von Begeisterung, von Liebe, von Verlangen nach Schönheit, nach körperlicher Kraft, nach einem heiteren Herzen …

Ein 16-jähriger Junge, der während der Pandemiezeit den ganzen Tag vor seinem Computer saß, um später wenigstens ein Spitzenabitur hinzulegen, wenn sonst schon nichts ging, war unversehens in eine Krise geraten und wollte nicht mehr leben – gutes Abi hin oder her. Er sagte: »Eigentlich ist doch sowieso alles sinnlos.«

Sein Körper war schon total eingesteift und bekam kaum mehr Luft, weil er vor lauter Konzentration am Computer vergaß zu atmen. Ich sagte zu ihm: »Wenn du so weitermachst, fällst du sowieso demnächst vom Stuhl und bist tot, da brauchst du dich gar nicht weiter zu bemühen. Sowas kommt nämlich vor! Wenigstens zwischendurch tief durchatmen wäre ja schon mal was.«

Als ich ihn fragte, wo denn eigentlich seine Seele sei, die doch für sowas wie Freude, Freundschaft, Liebe etc. zuständig ist, schaute er erst mal ratlos drein. Aber als ich ihn fragte, wo er denn am liebsten wäre, wenn er könnte, wie er wollte, also zu welchem Ort auf dieser großen Welt er sich hingezogen fühle, da sagte er prompt:

»In Kroatien, in der Nähe von Split, da!«

»Und«, sagte ich, »was ist da?«

Und er: »Da ist es einfach schön!«

Und ich: »Da sitzt deine Seele immer noch und wartet, dass du mal wiederkommst, denn die hat es gern schön.«

Und er: »Hoffentlich ist diese Sch … (er meinte die Pandemie) bald vorbei.«

Dies nun ist ein Sehnsuchtsgedanke in die Zukunft hinein, der geeignet ist, jemanden im Leben zu halten.

Man mag das für trivial halten, aber da das Leben sowieso meistens aus Trivialitäten besteht und unsere Seelen gar nicht viel brauchen, um sich zu freuen – vielleicht nur ein paar Schwalben, die in der Luft herumschwirren; ein Kind, das nebenan singt; ein kleines Gelächter aus der Ferne oder die Wolken am Himmel oder ein gutes Butterbrot –, reichen kleine Lichtblicke zusätzlich zu einer zärtlichen Stimme, auch wenn sie nur zu einem Therapeuten gehört.

Wenn ich behaupte, dass jeder Mensch eine Seele hat, die ihn vom Anfang seines Lebens bis zum Ende begleitet und ihn führt auf seinem Lebensweg, dann will ich damit nicht sagen, dass sie immer bei ihm ist. Seelen sind sensible Wesen, die bestimmte Orte bevorzugen oder meiden. Es ist eine geläufige Redewendung, einen Ort als seelenlos und kalt zu bezeichnen. Ich selbst kann mich an solchen Orten nicht lang aufhalten, ohne zu frieren. Da reagiert mein Körper und sagt: »Ich brauche was Warmes zu trinken, und zieh dir Socken an die Füße!«

Ich finde auch, dass man, wenn man im Begriff ist, einen neuen Ort, sagen wir mal eine neue Wohnung, zu besiedeln, erst mal mindestens eine halbe Stunde dort still verweilen sollte, um zu spüren, wie dieser Ort sich anfühlt. Um möglicherweise schnell wegzugehen – ohne Begründung, wenn man denkt: kein guter Ort.

Orte kann man spüren, und das hat nichts mit Feng Shui zu tun. Sondern mit dem eigenen Körper, dem die Seele schon sagt, was hier los ist.

Eine meiner gleichaltrigen Freundinnen setzt mich seit jeher und immer wieder in Erstaunen durch ihre heitere Lebendigkeit und ihre Begeisterung für so vieles. Letzthin habe ich sie gefragt, wie es denn kommt, dass sie immer noch so umtriebig und dauernd zu schönen Orten unterwegs ist. Sie fährt morgens mit dem Zug nach Paris, abends wieder heim, nach Basel in ein Museum, an den Bodensee und so weiter. Sie hat auch ein schönes Zuhause.

Sie sagte: »Weißt du, es zieht mich zu schönen Orten hin. Andererseits habe ich schon immer sehr schnell gemerkt, wenn mir irgendein Ort nicht guttut. Dann habe ich, schon als Kind, gesagt, und zwar mit Nachdruck: ›Hier bleibe ich nicht!‹, bin aufgestanden und gegangen.

Das war auch mal so bei einer Psychotherapeutin. Die hat einen so doofen Satz von sich gegeben, dass ich sofort gegangen bin, nachdem ich gesagt hatte: ›Hier bleibe ich nicht!‹«

Ich sagte darauf: »Hast du nichts weiter gesagt, nichts erklärt und begründet?« Sie: »Nein, wieso, ich bin damit immer gut gefahren.«

Das imponiert mir, weil auch ich zu meinen Patienten sage: »Geben Sie keine Erklärungen und Begründungen ab, sondern tun Sie, was Sie für gut halten – sobald Sie sicher sind.«

Ich selbst, die ich phlegmatisch und ortstreu bin und mich ungern von der Stelle bewege, brauche für solche Entscheidungen viel länger, bin meinen Ambivalenzen ausgesetzt, bekomme Magendrücken, vielleicht sogar Schmerzen im unteren Rücken, die natürlich gleich wieder verschwunden sind, wenn ich reagiert habe.

Ich erinnere an dieser Stelle an das Mädchen Alicia, das zwar in den Kindergarten ging, aber dort nicht sprach. Und später, im Gymnasium, sorgte ihr Körper mit Hilfe der morgendlichen Migränen dafür, dass sie nicht hinkonnte: Es war für sie kein guter Ort. Wobei ich hinzufügen will: Gegen Schule hatte ihre Seele nichts einzuwenden, anfangs wenigstens, später schon, und nicht wegen der Leistungsanforderungen, sondern wegen einiger Lehrer. In die Kunstschule geht Alicia mittlerweile gern, dort will sie auch bleiben.

Wir denken und sagen oft: Man gewöhnt sich an alles. Das stimmt – aber um welchen Preis?

Unsere angeborene Sensibilität für gute oder unbekömmliche Orte hat einen Sinn. Wir brauchen, wie andere Lebewesen auch, passende Nischen, wo wir gedeihen können. Und wenn wir dort sind, spüren wir es und wollen bleiben. Das gilt nicht für *den* Menschen, sondern ganz individuell.

Mir fällt da immer als ein besonderes Beispiel der große Reisende Alexander von Humboldt (1769–1859) ein. Er und sein Bruder Wilhelm wurden in Berlin geboren und lebten dort bis zum Anfang ihrer Zwanziger. Man liest, dass sie eine emotional kalte Mutter hatten – auch ein Ort –, aber das allein war für Alexander nicht ausschlaggebend. Auch in Berlin wollte er nicht sein. Später schrieb er, dass er sich nur am Amazonas wohl und gesund gefühlt habe, und er wollte immer wieder dorthin und möglichst lang bleiben. Nun muss man wissen, dass Alexander von Humboldt ein zarter Mensch von fragiler

Gesundheit war, kränklich während seiner Kinderzeit, und auf den vielen Bildern, die es von ihm gibt, sieht man ihn blass und schmal. Am Amazonas jedoch, wo die Malaria grassiert, wo es schwül und sumpfig ist, dort ging es ihm gut!

Ich fühle mich ihm in dieser Hinsicht sehr verwandt: Auch für mich ist feuchtheißes Klima das allerbeste. Während alle um mich herum stöhnen und k. o. sind, gehe ich auf wie eine Dampfnudel, werde nicht müde, und auch mein Gehirn arbeitet gut. Leider, leider haben wir in unseren Breiten nur selten solche Wetterlagen. Wenn ich das nächste Mal geboren werde, dann bitte im vietnamesischen Dschungel, wo ich meinen Lebensunterhalt mit der Bewachung der schönen Kleideraffen mit den roten Strümpfen verdienen werde, falls es die dann noch gibt – schöne Tiere hüten ist auch eine sinnvolle Tätigkeit, finde ich.

Viele Menschenkinder fallen an unwirtlichen Orten vom Himmel, wo sie, wie auch manche Pflanzen, die auf kargen Böden wachsen müssen, schlecht gedeihen und dennoch irgendwie überleben. Und währenddessen wächst in ihnen die Sehnsucht nach einem anderen Ort. Danach, endlich groß genug zu sein, um weggehen zu können.

Einfach: Weg von hier! Das reicht aber nicht aus. Man muss schon eine gewisse Ahnung haben, wohin es einen zieht. Zu solchen Kindern sage ich: »Merk dir das: Jeder Mensch hat das Recht und die Pflicht, sich auf dieser Welt, die groß und in manchen Gegenden auch richtig schön ist, einen eigenen Ort zu suchen, wo er oder sie Wurzeln schlagen möchte und eines Tages sagt: Hier bin ich zu Hause, hier bleibe ich.«

Wenn ich erwachsene Menschen, die durchaus einen guten Wohnort für ihr alltägliches Leben haben, mir gleichwohl innerlich heimatlos erscheinen, frage, wo ihre Seele wohnt, so sprechen sie sehr oft nicht über konkrete Orte, sondern über Landschaften: das Meer, die Berge, die Wälder, Wiesen und Flüsse – die Natur eben, mit der die Seele verwandt ist und wir auch.

In allen Therapien wird »der gute und sichere Ort« als eine mächtige und immer wirksame hypnotherapeutische Trance verwendet. Es ist ein inneres Bild, das durchaus Entsprechungen in der Außenwelt haben kann – nur vollkommener. Der innere gute Ort ist immer verfügbar. Man kann sich in der Imagination immer dorthin begeben, sich geborgen fühlen und ausruhen. Und wenn man dort ist, spürt man die widrige äußere Realität nicht und auch keinen Schmerz – nicht einmal beim Zahnarzt.

Es gibt allerdings genügend realitätsverhaftete Menschen, die Imaginationen und vor allem Utopien für irrational halten und denken, Visionen seien ein Fall für die Psychiatrie.

Ich denke da ganz anders. Die Utopie ist ein Nicht-Ort (U = nicht, topos = Ort), in keiner Topographie auffindbar. Und so ist es kein Wunder, dass die Seele, die selbst raum- und zeitlos ist, gerne in Utopien wohnt, also an jenen Orten, die der Mensch sich so ausgedacht hat und die im kulturellen Gedächtnis Gestalt angenommen haben. Die Vorstellungen vom Paradies zum Beispiel sind auf der ganzen Welt ähnlich. Es ist ein Ort, an dem der Mensch vorfindet, was er braucht und was ihn erfreut.

Was die sieben Weltwunder betrifft – vermutlich auch utopische Gebilde, wer weiß? –, so suchen Menschen immer weiter nach den Orten, wo sie zu finden sein könnten. Und sind dann enttäuscht über die konkreten archäologischen Reste, die sie im Geiste in ihrer alten Pracht zu rekonstruieren suchen.

Manchmal aber finden sich Nachbildungen, zum Beispiel die hängenden Gärten der Semiramis, weil irgendein Mensch sich von diesen utopischen Vorstellungen hat begeistern lassen und sie in die reale Welt gebracht hat.

Ich selbst glaube, dass wir ohne Utopien und Visionen nicht gut in die Zukunft hineindenken könnten, und ich glaube auch, dass Utopien und Visionen eine geistige Kraft entwickeln, sich in der Realität zu manifestieren – im Guten wie im Schlechten.

Da wir so wenig wissen, wie Realität entsteht, ist es durchaus rational, an etwas zu glauben, was im Möglichkeitsraum gedacht werden kann.

Zum Ende meiner Überlegungen über die verschiedenen Objekte und Orte der Sehnsucht komme ich noch auf ein Thema, das lange Zeit als Tabu galt – nicht jedoch in der Poesie und der Musik.

Die Sehnsucht nach dem Tod

Wenn Sigmund Freud von zwei gegenläufigen Strebungen der menschlichen Seele spricht – Eros und Thanatos –, so mutet das uns Heutige wie eine Zumutung an. Dass der Lebenstrieb und der Todestrieb gleichrangige Triebfedern des menschlichen Daseins sein sollen, erschließt sich nicht so ohne Weiteres und gilt vielen als veraltete Annahme. Sind wir doch vor allem, und manche Leute fast ausschließlich, daran interessiert, am Leben zu bleiben, und zwar so lang wie möglich. Dafür tut man auch so einiges, denn viele große Studien sagen uns, wie man leben muss, um lang zu leben und möglichst noch gesund. Die Meinungen gehen zwar ein bisschen auseinander, was das gesunde Essen betrifft. Sport oder immerhin viel Bewegung und regelmäßige Gesundheits-Checks sind unhinterfragt wichtige Maßnahmen.

Aus meiner psychosomatischen Sicht sind Lebenszufriedenheit und ein heiteres Herz essentiell – dann kann man auch essen, was einem schmeckt und in der Hängematte liegen – die bewegt sich quasi von selbst. Welcher Lebensideologie man auch immer anhängt – wer, jung oder alt, gesund und munter ist, hat Recht und schreibt einen Ratgeber.

Manchmal, und eigentlich gar nicht so selten, kommt der Tod unversehens um die Ecke, und dann sagen solche Leute: Aber ich hab doch immer gesund gelebt, nicht geraucht, nicht getrunken, viel Sport gemacht – und jetzt das? Das ist dann doch eine große Enttäuschung.

Dass der Tod herbeikommt, wann er es will, ist eine ziemlich überholte Metapher, die zu »früher« gehört: Früher, noch zu Zeiten meiner Großmutter, war der liebe Gott dafür zuständig, welches Zeitmaß einem Leben bestimmt sein wird. »Das steht im Lebensbuch eines jeden Menschen geschrieben.«

»Der Zeitpunkt des Todes ist bestimmt!«, sagt der alte Mann zu seinem jüngeren Besucher, der gerade eine Studie über die Bewegungsdynamik in der Küche von alleinstehenden Männern abgeschlossen hat – im Auftrag einer schwedischen Möbelfirma, Sie wissen schon.

Der Film, in dem fast nichts gesprochen wird und in dem nur zweieinhalb Männer vorkommen, heißt *Kitchen Stories*, stammt aus der Ecke der Dogma-Filme und ist unbedingt empfehlenswert, besonders für Männer.

Um es kurz zu machen: Es ist ein Kinofilm in normaler Länge, in dem nichts passiert, außer dass ein mittelalter Mann im Auftrag besagter Möbelfirma einen alten Mann beobachtet, wie dieser sich in seiner Küche bewegt, und Aufzeichnungen darüber macht, und zwar auf einem Tennisplatz-Hochstuhl sitzend, den er in einer Ecke der Küche aufgestellt hat. Dort sitzt er mit seinem Klemmbrett und zeichnet tagsüber das Bewegungsprofil auf – abends verschwindet er in seinem Wohnwagen, der im Hof geparkt ist, und isst dort seine mitgebrachte Dosenleberwurst. Bier hat er auch dabei.

Das geht aber nur zwei Tage so, weil der alte Mann sich nicht gern beobachten lässt, fortan im Obergeschoss auf einem Spirituskocher kocht und durch das Loch, das er nächtens in den Boden gebohrt hat, seinerseits den Beobachter beobachtet, der nun nichts mehr zu beobachten hat.

Dem wird es natürlich langweilig, und so sitzen die beiden Männer sehr bald zusammen am Küchentisch, verdrücken gemeinsam die Dosenwurst und das Bier und den Kaffee, zu dem jeden Nachmittag noch ein jüngerer Mann – der halbe – zu Besuch kommt. Geredet wird so gut wie nichts. Erst, als die vorgesehene Woche zu Ende geht, die Studienprotokolle mit vereinten Kräften ausgefüllt sind und der Studien-Beobachter seine Sachen zusammenpackt, entspinnt sich folgender Dialog:

Der Alte: »Was machst du so an Weihnachten?«

Der Jüngere: »Eigentlich nichts Besonderes.«

Der Alte: »Wartet in Stockholm jemand auf dich?«

Der Jüngere: »Nein.«

Der Alte: »Dann kannst du doch hierbleiben.«

Der Jüngere: »Ich muss doch die Protokolle abliefern.«

Der Alte: »Dann komm doch wieder zurück und wir feiern Weihnachten zusammen! Man weiß ja nie, wie lang man noch lebt.«

Der Jüngere: »Genau das ist ja so furchtbar, dass man es nicht weiß!«

Der Alte: »Wieso denn? Der Zeitpunkt des Todes ist bestimmt!«

Der Jüngere: »Ja schon, aber man weiß eben nicht, wann.«

Der Alte: »Du musst das so sehen: Solang der Zeitpunkt noch nicht da ist, kannst du leben, wie du willst. Da kannst du vom Dach fallen und lebst weiter. Sachen gibt es da, die glaubst du nicht – was die Leute alles überleben. Also: Volle Pulle Risiko!!!

Aber wenn der Zeitpunkt gekommen ist, dann kannst du auch machen, was du willst, dann stirbst du. Unwiderruflich. Da kannst du sicher sein.«

Ich finde es schön, dass eines der letzten Worte, die der alte Mann in diesem Film spricht, »sicher« ist. Man spricht ja auch vom »sicheren Tod« als etwas, worauf man sich verlassen kann. Jeder weiß das.

Sicherheit ist etwas, was wir ersehnen, den Tod sehnen wir meist nicht herbei – unter bestimmten Umständen aber möglicherweise schon. Was hat es also mit der Sehnsucht nach dem Tod auf sich?

Ich will einmal einen zaghaften Versuch wagen, einige der vielfältigen Umstände zu beschreiben, in denen Todessehnsucht entsteht oder wächst.

Alle anderen Sehnsuchtsorte, also wohin es einen zieht, gehören ja dem Leben an, die Todessehnsucht möchte es beenden oder wünscht sogar, nie geboren zu sein.

»Wär, oh wär ich nie geboren, weh, dass ich auf Erden bin« – singt Orpheus, während Eurydike in der Unterwelt weilt.

Man muss dafür nicht die Oper bemühen, obwohl ich zugebe, dass die schönsten Todessehnsuchts-Arien von Händel stammen. Niemals wieder hat es eine Arie gegeben, die den Tod so sehnsüchtig herbeiruft wie die immer und immer wiederholten Sätze der Genevra in der Oper »Ariodante«, als sie ihren Geliebten verloren glaubt und gleichzeitig auch noch intrigant und fälschlich – was in der Oper mindestens so häufig vorkommt wie im wirklichen Leben – beschuldigt und von ihrem eigenen Vater zum Tode verurteilt zu werden droht. Es löst sich letztendlich alles in Wohlgefallen auf, Händel sei Dank, aber das zentrale Mittelstück, in dem Genevra minutenlang fleht: »Morte, dove sei tu?«, ist von solcher Schönheit, dass es jedem ans Herz rührt, auch dem Tod, der sanft und leise herbeikommt, um zuzuhören – dann aber wieder geht, ohne sie mitzunehmen.

Es gibt in jedem Leben, denke ich mir, Situationen, die so ausweglos sind oder zumindest erscheinen, dass jemand sterben möchte. Nicht mehr da sein und das Leben meistern müssen, die Sorgen und Anstrengungen nicht mehr tragen müssen, einschlafen und nicht mehr aufwachen – lebensmüde eben. Oder depressiv und ohne Hoffnung für eine Zukunft, weil in der Depression jedwede Zukunft verschlossen und inexistent ist. Oder wegen verlorener oder aussichtsloser und unerfüllbarer Liebe. Oft genug sterben deswegen Menschen gewaltsam von eigener Hand, weil sie das Leben nicht mehr aushalten.

Oder aber zum Lebensende hin, wenn jemand alt ist und krank und in seinen Gebeten den Tod herbeifleht. Dann betet der Mensch: Komm, süßer Tod …

Denn der Tod ist zwar oft, aber nicht immer gewalttätig, wie er es auch in dem von Schubert vertonten Gedicht von Matthias Claudius (1740–1815) dem Mädchen zuflüstert, das er zu sich holen muss oder will – wer weiß das schon: »Sei guten Muts, ich bin nicht wild. Sollst sanft in meinen Armen schlafen.«

Der Schlaf, der kleine Bruder des Todes, nimmt uns ebenfalls mit in einen Zustand des Nicht-da-Seins, ebenfalls sanft und unversehens. Falls wir nicht an Einschlafstörungen leiden, was manchmal etwas sagen will über die Fähigkeit, hinüberzugleiten. Wer hat schon jemals sein eigenes Einschlafen bei vollem Bewusstsein und willkürlich erlebt?

Der Wunsch, alles unter Kontrolle zu behalten, schafft allerdings ein gewaltiges Ungleichgewicht zwischen den beiden Strebungen Eros und Thanatos. Obwohl wir doch überall in der Natur das aufstrebende Werden im Frühling und das nachgiebige Vergehen im Herbst und Winter ständig und zyklisch wiederkehrend vor Augen haben.

Dass das Wort »sanft« im Zusammenhang mit dem Tod so oft vorkommt, mag verwundern. Wenn man aber immer einmal nachfragt, wie jemand, den man kannte, gestorben ist, sagen mache Angehörigen lächelnd: »Sanft, sie hat ausgeatmet und dann war sie tot und hat ganz friedlich ausgesehen.«

Wie diejenigen sterben, die sich letztendlich nicht dieser Sehnsucht nach dem Nicht-mehr-Sein ausliefern können, die bis zum Schluss gegen das Sterben ankämpfen, wütend und verzweifelt opponieren und Beschuldigungen ausstoßen, habe ich einmal miterlebt. Nach dem bitteren und irgendwie gewaltsamen Ende ihrer Mutter sagte die Tochter: »Die hat der Teufel geholt. Sie war eine böse Frau.«

Ich konnte das nur bestätigen und dachte mir: Dieser Satz, von dem wir denken, er sei ausschließlich religiös geprägt, hat offenbar doch einen realistischen Hintergrund – sowas kommt tatsächlich vor.

13 Der Lebensbogen – wann spricht die Seele besonders laut?

In diesem Kapitel will ich mit Ihnen den ganzen Lebensbogen abschreiten und schauen, wo die kritischen Zeitpunkte, beziehungsweise Lebensphasen sind, in denen die Seele sich mit Hilfe des Körpers meldet, der eine psychosomatische Störung produziert und nicht nachgibt. Dabei lässt er sich immer nochmal etwas Besonders einfallen, womit er die Aufmerksamkeit auf sich ziehen kann – also etwas, das ordentlich stört und womöglich sogar das Weitergehen behindert oder sogar unmöglich macht.

Bei einer körperlichen Erkrankung kann man erwarten, dass sie heilt – mit oder ohne Behandlung –, falls sie nicht zum Tode führt. Bei der psychosomatischen Störung geschieht beides nicht. Es lohnt sich, einmal darauf zu schauen, wann im Laufe des Lebens man besonders aufpassen muss.

Kindheit

Ganz am Anfang, wenn ein Kind gerade geboren ist, fordert sein Krokodil (s. Seite 76 f.) das ein, was zum Überleben nötig ist – und wie schon gesagt, es weiß genau, was es will, aber auch, was keinesfalls. Wie ich immer sage: Krokodile fressen keine Fahrräder. Manche nicht einmal Spinat. Solange man gut auf sein Krokodil hört, kann nichts schief gehen. Da Babys aber nicht sagen können, dass ihnen zwar das Futter schmeckt, ihnen aber dennoch etwas fehlt, schreien sie. Dann reagiert ihr Körper mit Schmerzen, meistens im Bauch. Wird keine Abhilfe geschaffen, schreien sie nicht mehr, werden apathisch, und im schlimmsten Fall sterben sie lautlos.

So geschehen in einem gut geführten Waisenhaus in den USA, wo sich ausreichend viel Personal um diese verlassenen Kinder kümmerte – freundlich, wie wir annehmen dürfen. Einige starben dennoch, einfach so, durch Verlöschen – man nennt das den parasympathischen Tod. Ein aufmerksamer Kinderarzt, René Spitz, machte sich dazu kluge Gedanken, die zu der bahnbrechenden Forschung über frühkindliche Bindungsbedürfnisse und Bindungsstörungen führten: Kinder brauchen zum Überleben und Gesund-Bleiben eine sichere Bindung und Geborgenheit bei (mindestens) einem Menschen.

Nun sieht man, dass die Krokodils-Wünsche so trivial nicht sind. Das Menschenkind braucht Liebe. Auch Schimpansen brauchen die Liebe eines Artgenossen! Man kann sie nicht mit einer kuscheligen Mutterattrappe abspeisen. Und mir scheint, wenn Babys die Nahrung nicht annehmen, was zu einer Gedeihstörung führt, so liegt es eben nicht an der Nahrung oder Pflege, sondern am Mangel von etwas viel Grundlegenderem.

Sie brauchen vor allem einen sicheren Ort, Zuneigung und Vertrauen.

Wenn Eltern fragen: Und, wie macht man das? Muss man ihnen leider antworten: Das kann man nicht *machen*, das muss man *fühlen*. Und da man Gefühle eben auch nicht machen kann, verlassen sich alle Leute auf ihren angeborenen Krokodilsinstinkt, der ihnen sagt, dass man ein Baby herzt und küsst und streichelt und sich an ihm freut – wodurch der Körper sogleich das Hormon Oxytocin produziert, was die Bindung befördert. Sogar bei Vätern!

Ich habe dem oben schon erwähnten Vater einer dreijährigen Tochter, der ein total verhungertes Krokodil und so gut wie keine Inneneinrichtung hatte, empfohlen, doch mal bei seinem Kind anzufangen, wenn er bei sich so etwas wie Liebe und Schönheit spüren wollte – was er wollte und meiner Meinung nach auch sollte.

Er sagte darauf: »Wie soll ich das anfangen? Die Kleine hängt mehr an ihrer Mutter, die macht auch so gut wie alles mit ihr. Seit sie größer ist, spielen wir manchmal zusammen Ball, aber eigentlich machen mir so Kinderspiele keinen Spaß; ich werde ihr diesen Sommer Schwimmen beibringen. Sie erzählt auch nichts vom Kindergarten, ich muss mal meine Frau fragen, ob sie ihr was erzählt … Also, wie meinen Sie das jetzt?«

Ich fragte ihn: »Mögen Sie dieses Kind?« – »Ja.« – »Wie heißt sie eigentlich?« – »Susi.«

Also, mein Vorschlag: »Setzen Sie sich mal ganz still hin und schauen Sie der Susi beim Spielen zu oder auch beim Essen oder abends im Bett. Und dann warten Sie so lang, bis ein zärtliches Gefühl in Ihnen aufsteigt, und erst dann sagen Sie: Ach, du bist doch meine Allerliebste! Oder Allerschönste, oder das Allerbeste, was ich habe.«

Er sagte: »Da wird meine Frau eifersüchtig.«

Ich: »Die muss das ja nicht hören, und dann sagen Sie es zu ihr auch mal wieder.

Fragen Sie die Susi auch immer mal: Was findest du besonders schön, am Leben? Was hast du besonders gern?«

Kinder sind dann besonders glücklich, wenn sie sehen, dass es ihren Eltern gut geht. Und wenn eine Mutter oder ein Vater mit seinem Kind spielt, dann bitte nur das, was sie selbst gern tun und wobei es was zum Lachen gibt. Da bekommt das kindliche Krokodil das Gefühl, dass die Welt in Ordnung ist, entspannt sich und beginnt zu träumen von all dem, was noch darauf wartet, entdeckt und verspeist zu werden. Denn nur sichere Kinder sind neugierig auf die Welt und trauen sich was zu. Und das ist ihre Aufgabe, wenn sie klein sind: die Welt erobern.

Es gibt Kinder, bei denen man das Gefühl hat, dass sie gar nicht bei sich sind, sondern immer irgendwie außer sich. Die haben keine Ruhe und Zeitlosigkeit beim Spielen, sie sind nicht versunken in ihr Tun, sind hyperwachsam oder hyperaktiv. Schon Babys geraten manchmal außer sich und sind dann kaum erreichbar.

Wenn man sie erreichen will, dann geht das nur über den Körper. Man kann sie anfassen und halten und streicheln, wenn das möglich ist. Man kann ihnen auch ganz leise und zärtlich etwas ins Ohr flüstern oder summen. Größere Kinder reagieren auf liebevolle Blicke in ihre Augen – probieren Sie das mal in der Straßenbahn aus: nicht invasiv, sondern freundlich und interessiert, als wollten Sie sagen:

Was bist du für ein besonderes Kind! Das alles geht aber nur, wenn man in sich selbst dieses zärtliche Interesse spürt. Einfach nur gucken reicht nicht.

Später im Leben des Kindes sind es die Übergänge – so wie im späteren Leben auch –, die die Seele auf den Plan rufen. Es wäre gut, allen Kindern schon früh die Geschichte von ihrem Krokodil zu erzählen und ihnen zu sagen, dass sie darauf achten sollen, wie es reagiert.

Eine bekannte Psychotherapeutin aus Zürich, Maja Storch, benützt dafür den Strudelwurm, der dieselben Kompetenzen hat. Andere nennen es Bauchgefühl oder sagen: Geh, wohin dein Herz dich trägt. Zu Erwachsenen sagt Maja Storch: Machen Sie doch, was Sie wollen. Dem kann ich nur zustimmen.

Man muss nicht immer – allerdings so oft wie möglich – tun, was der Bauch oder das Krokodil wollen. Aber hinhören sollte man immer. Das meiste lässt sich verhandeln – überhören nicht, sonst wird es laut und hinderlich, sprich: zu einem Symptom.

Psychosomatische Symptome als Schulverhinderungs-Taktik des Körpers, Bauch-Kopf-Gliederschmerzen, Übelkeit etc. werden derzeit immer häufiger; die Schulen stellen sich schon darauf ein und warten ab, bis die Schülerin oder der Schüler wieder erscheint. Man kann sie ja nicht alle in die Kinder- und Jugendpsychiatrie schicken. Bei Kindern und Jugendlichen im Schulalter kann man sich darauf verlassen, dass die seelischen Wachstums- und Entfaltungskräfte wirken und den jungen Menschen über diese Zeit hinaus zum Erwachsenwerden hin befördern. Dafür braucht es Geduld und Ermutigung von allen Seiten.

Diejenigen allerdings, denen früher oder später eine »Anpassungsstörung« bescheinigt wird, oder diejenigen, die sich selbst als »falsch« und unpassend deklarieren, die landen deswegen früher oder später bei einem Verhaltenstherapeuten. Die Kinder lernen dort, wie man sich unauffällig benimmt, wie man sich den Regeln fügt und sich einordnet in das soziale Gefüge. Damit geht es erst einmal allen besser – bisweilen sogar dem Körper, der ja Ordnung und Ausgewogenheit schätzt.

Später, als Jugendliche oder Erwachsene, suchen manche von ihnen bei Therapeuten Bestätigung für das ihnen angetane Unrecht, weil sie sich nicht so entwickeln durften, wie es ihr Potential hergegeben hätte, wenn sie nur sie selbst hätten sein dürfen. Meistens werden die Eltern beschuldigt, manchmal die Lehrer, seltener die beteiligten Therapeuten. Die waren freundlich und zugewandt und haben ihr Bestes gegeben, um die Probleme des Kindes und der Familie zu mildern.

Sehr oft aber haben sie es versäumt, dem Kind die weiten Räume seiner verheißungsvollen Zukunft zu eröffnen, und sind bei der Lösung der aktuellen Probleme hängen geblieben – was zwar ihr Therapie-Auftrag war, aber nicht ausreicht.

Kinder sind aufgrund ihrer natürlichen Entwicklungsvitalität unglaublich empfänglich für Zukunfts-Prophezeiungen, besonders für die großen und heldenhaften, also für Utopien. Weil sie ja in ihrem normalen Leben oft genug hören müssen oder unausgesprochen mitbekommen, wie wenig ihr Umfeld von ihnen hält. Auch das ist eine Prophezeiung, die zu Recht *selbsterfüllend* genannt wird.

Da braucht es ein starkes Gegengewicht von einer starken Autorität, und eine solche ist die Therapeutin und der Therapeut. Auf ihn hören die Eltern, die Lehrer, auch die Geschwister, und er wird dafür bezahlt, dass er weiß, dass aus diesem Kind einmal etwas werden wird. Ein Therapeut sollte seine eigene Macht bezüglich der guten Prophezeiungen nicht unterschätzen!

Und dabei zeigt sich auch wieder das Moment der Verführung: Er braucht zu dem Kind eine Beziehung, die es ihm erlaubt, bis zu den Sehnsüchten in der Seele des Kindes abzutauchen, sie heraufzuholen und dem Kind das Bild seiner eigenen Zukunftsvision vor Augen zu bringen, das es durch die derzeitigen Schwierigkeiten leiten wird. Nach dem Motto: Jeder Mensch hat das Recht – und die Pflicht! –, seiner Sehnsucht zu folgen und für sich ein schönes Leben zu suchen.

Jugendliche

Jugendliche sehen das sofort ein, aber die Zeit, bis sie richtig loslegen können, wird ihnen lang. Abgesehen davon, dass die Pubertät für jeden Jugendlichen eine schwierige und anstrengende Umbruchzeit ist – auch für den familiären Anhang –, werden da doch die meisten Konflikte mehr oder weniger offen ausgetragen, empfinden sie die Einschränkungen ihrer Minderjährigkeit als unangebrachte Beschneidung ihres Lebensradius.

Wenn dann endlich ein Schulabschluss erreicht ist, wonach es an die Berufswahl gehen soll, ist so mancher junge Mensch ratlos und sagt den typischen Satz: »Keine Ahnung« – mit den Schultern zuckend.

Da ist es eher eine Zumutung, wenn Eltern betonen, ihr Sohn oder die Tochter könnten doch alles machen, was sie möchten – wo sie doch überhaupt nicht wissen, was sie möchten. Und wenn sie es wissen, trauen sie sich nicht, es zu sagen oder zu tun.

Nur gut, dass die Seele aufpasst und das Schlimmste verhindert – wenn man Glück hat. Wenn nicht, wird es ein Elend, möglicherweise jahrelang.

Ich hatte eine junge Patientin mit schweren Kopfschmerzen, keine Migräne, die sie daran hinderten, ihre Ausbildung zur Kinderkrankenschwester durchzuziehen. Sie hatte viele Fehlzeiten, weshalb so einige in ihrer Umgebung die Stirn runzelten und sagten: »Wegen Kopfschmerzen bleibt man doch nicht zu Hause!«

Also fragte ich sie, wann das denn angefangen habe, und sie darauf: »Als ich dieses Gebäude, wo die Schwesternschule ist, zum ersten Mal betreten habe, wusste ich sofort, dass ich da nicht hinwill.« Braves Krokodil! Das hat dort sofort eine unbekömmliche Atmosphäre gespürt.

Nun wissen wir nicht: Ist es der Ort, die Kollegen, die Ausbildung, der Beruf? Etwas Wichtiges wird es gewesen sein, wenn die Kopfschmerzen seither immer schlimmer geworden sind.

Das Mädchen wechselte die Schule und damit alle anderen Umge-

bungsbedingungen und kämpfte sich noch eine Weile durch, bis sie den Platz für ihr Medizinstudium bekam, das sie schon immer gewollt hatte. Ab da ging es ihr gut, und die Schwesternausbildung war natürlich nicht für die Katz, aber schmerzhaft. Stress hatte sie im Medizinstudium noch ein bisschen mehr, wie man sich denken kann. Stress an sich ist nicht schädlich, wenn damit Anstrengung gemeint ist. Wir sprechen bei psychosomatischen Störungen oft von Stress-Störungen, was meistens nicht ganz richtig ist.

Ich kannte einen jungen Mann, der nach seinem Realschulabschluss überhaupt nicht wusste, was er beruflich mit sich anfangen sollte. In einem der alten und sehr feudalen Hotels der Stadt wurden gerade Auszubildende für das Hotelfach gesucht, und man riet ihm im Jobcenter, es doch dort mal zu versuchen. Entgegen allen Erwartungen gefiel es ihm gut. Eigentlich mochte der Junge nicht gern früh aufstehen und am Stück bei einer Tätigkeit ausharren, was ihm die Schule ziemlich vergällt hatte, doch in der Ausbildung war das kein Thema. Er sprang ein, wenn jemand krank war, machte Überstunden, war sehr bald »Auszubildender des Monats«, was ihm den Neid seiner Kollegen eintrug, ihn aber überhaupt nicht störte. Und eines Tages, als das kluge Hotelmanagement seinen Lehrlingen 24 Stunden lang den Status eines Gastes gewährte, blieb er in seinem schönen Hotelzimmer, ließ sich vom Zimmerservice bedienen, nächtigte gemütlich, während seine Kumpels in der Stadt durch die Kneipen zogen. Nebenbei lernte er mit Begeisterung, wie man sich in einer solchen Umgebung gegenüber kultivierten, ja vornehmen, aber auch hochnäsigen, anmaßenden und angetrunkenen Gästen verhält, amüsierte sich dabei köstlich und hatte so seine eigene Meinung über hochrangige Manager und Politiker, die dort ihre Konferenzen abhielten.

Es war die Schönheit des Ambientes, in dem er arbeitete, ja eigentlich lebte, die ihn in diesem aufreibenden Beruf hielt. Und immer noch hält, jetzt als hochgeschätzter Barkeeper in teuren Hotels, wo er des Nachts unglückliche und depressive Männer und Frauen, wenn sie an seiner Bar abhängen, mit seinen guten Cocktails verwöhnt, vor allem aber mit seiner sorglosen und humorvollen Art, die er sich unterwegs bewahrt hat.

Aber sehr oft ist es eben ganz anders: Wenn sich jemand grundlegend geirrt hat in seiner Berufswahl, dann muss er oder sie schnellstens aus dem Gleis springen und die Weichen neu stellen, keine Zeit verlieren, mutig sein und froh, wenn der Körper einen zuerst einmal am Weitergehen hindert. Junge Leute zwischen 20 und 30, die psychosomatische Störungen bekommen, haben meistens solche Krisen des Lebensweges.

Denn die *Lebens-Träume* sind, unterschwellig, immer da. Leise zwar und über lange Zeit verborgen. Bis sie fordernd werden: »Nun tu schon, was du dir immer gewünscht hast! Fahr einfach ans Meer, nimm dein Zelt mit – weit weg von hier, wo es still ist und keiner was von dir will, und denk nach, wie du dein Leben verbringen willst.«

Wenn Menschen so zu sich kommen und spüren, was sie in ihrer jetzigen Lebensphase – ob jung oder alt – gerade dringend benötigen, suchen sie keinen Therapeuten auf, sondern tun, was nötig ist. Sie spüren einen Mangel, etwas, was ihnen fehlt und wonach sie sich sehnen. Und das setzt bei ihnen eine Dynamik frei, die sie Wege suchen lässt, um zu finden, was sie brauchen. Manchmal gegen alle Widerstände.

Erwachsene

Ansonsten kommt meistens – was die psychosomatischen Störungen betrifft – eine ruhige Zeit, in der all das getan wird, was zu einem Erwachsenenleben gehört.

Natürlicherweise ereignet sich in dieser Zeit vielerlei, was es zu bewältigen gilt. Heiraten, Geburten, Berufliches, Wohnungs- und Ortswechsel, Krankheiten, Todesfälle, psychische Belastungen auch.

Die Lebensmitte

Erst in der Lebensmitte wird es, auch in psychosomatischer Hinsicht, wieder kritisch.

Vor Jahren sprach man häufig von der Midlife-Crisis und meinte damit die Periode, in der, ähnlich wie in der Pubertät, Unzufriedenheit aufkommt und so mancher Mann und manche Frau sich fragt: »War es das jetzt? War das alles? Kommt noch was?«

Zurzeit ist die öffentliche Diskussion um die Krise der Lebensmitte – die in den Journalen, also öffentlich, geführt wurde – in den Hintergrund getreten, was nicht heißt, dass sie für die oder den Einzelnen nicht relevant wäre. Es wachsen ja immer neue Menschen in diese Altersphase hinein – aber mir scheint, dass sich mittlerweile doch etwas verändert haben könnte.

Früher passierte es häufiger, dass jemand alles hinschmiss und verkündete, ein völlig anderes Leben führen zu wollen und das auch in Angriff nahm. Mit oder ohne Partnerin – alt oder neu und jünger. Eine echte Alternative sozusagen zu dem, was bisher gelebt wurde. Und nicht selten musste das bisherige Leben, immerhin ein ganzes Halbes, abgewertet werden, damit man den Absprung schaffte.

Mir scheint, dass sich zurzeit viele Menschen dessen stärker bewusst sind, dass nun in der Mitte ihres Lebens eine Zeit zu Ende geht – die Kinder groß, das Haus bezahlt, im Job sicher, die Ehe langweilig, aber ganz ok –, und dass sie sich schon vorher darauf einstellen und darüber nachdenken, wie sie weiter leben möchten. Falls mich in dieser Zeit jemand oder ein Paar um Rat fragt, sage ich immer:

»Ja, sehen Sie, das Leben ist wie ein Regenbogen. Manchmal, jetzt zum Beispiel, sieht man ihn kaum, so fadenscheinig ist er, und manchmal ist er ganz brillant und in seiner Fülle.«

Kennen Sie das kürzeste Märchen der Gebrüder Grimm? Das geht so:

Ein Mädchen sieht am Himmel einen Regenbogen und ruft: »Schau mal, ein Regenbogen!«, und der alte Mann, der daneben auf der Bank sitzt, das Kinn auf seinen Stock gestützt, sagt darauf lapidar: »Ja, mein Kind. Wenn du an das Ende des Regenbogens gehst, findest du einen Schatz!«

Und das Mädchen macht sich sogleich auf, um das Ende des Regenbogens und den Schatz zu finden.

Als ich jung war, empörte mich der Alte sehr: Wie kann man einen jungen Menschen so in die Irre führen! Später wurde mir klar, welche Weisheit in diesem Bild steckt – so wie im verborgenen Untergrund aller Märchen. Wenn man nämlich den Regenbogen als Metapher für den Lebensbogen nimmt, so ist an seinem Anfang und seinem Ende tatsächlich ein Schatz verborgen, den es, wenn schon nicht zu finden, so doch zu suchen gilt. Denn das Wunder der Geburt und des Todes wird einem Menschen erst mit der Zeit offenbar – dann hat er einen Schatz gefunden. Und das geschieht nur in Verbundenheit mit seiner Seele, die das ganze Leben überblickt. Und ihr ist es, aus meiner Sicht, zu verdanken, wenn in der Lebensmitte eine Krise entsteht, obwohl keiner so recht versteht, warum.

Der fünfzigste Geburtstag wird in der Regel groß gefeiert, er ist eine bedeutungsvolle Wegmarke.

Früher, als ich noch in der Schmerzforschung gearbeitet und viele, auch epidemiologische, Studien gelesen habe, war ich immer wieder darüber verwundert, dass sich die chronischen psychosomatischen Schmerzen so um das 45. bis 55. Lebensjahr herum häuften, zu Operationen und langen Arbeitspausen führten, bis hin zur Frühberentung. Mir leuchtete das nicht ein, zumal die Betroffenen ja noch relativ jung waren und noch etliche Arbeitsjahre vor sich hatten, die sie auch ausfüllen wollten. Heute spricht man sogar davon, die 60 seien die neuen 50 – wir bleiben länger jung und leistungsfähig.

Erst als ich einige therapeutische Erfahrungen mit allen möglichen psychosomatischen Störungen der chronischen Art gesammelt hatte, wurde mir klar, dass das ein Phänomen der Lebensmitte war und ist. Deshalb ist meine erste Frage an potentielle Patienten: Wie alt sind Sie? Und wann hat es angefangen? Die Patienten sind ja oft schon jahrelang im Gesundheitssystem unterwegs, bevor ich sie zu sehen bekomme. Und siehe da: Um das 50. Lebensjahr, manchmal schon mit 45, melden sich funktionelle Probleme, und es dauert eine geraume Zeit, bis man merkt, es ist psychosomatisch.

Eine alte Bekannte, die ich immer in den Sommerferien treffe, sagte dieses Jahr: »Weißt du, ich bin 50 geworden und dachte mir, ich sollte ab jetzt ein wenig kürzertreten.« Sie ist Lehrerin an einem

Berufskolleg, und als Erstes verminderte sie ihr Deputat. »Ich habe noch so viele andere Interessen, und wenn ich jetzt nicht damit anfange, solang es mir noch so gut geht – wer weiß, ob ich dann noch dazu komme.« Das ist die klügste Haltung, genau zur richtigen Zeit!

Viele Menschen in diesem Alter beschleicht eine Ahnung, dass irgendetwas in ihrem Leben nicht mehr so ganz stimmig ist. Obwohl sie gleichermaßen denken und sagen: »Eigentlich ist alles in Ordnung, ich habe, was ich brauche, ich kann nicht klagen« usw.

Wenn sie bei ihrem Verdacht bleiben und ihm nachspüren, merken sie so nach und nach, dass ihnen etwas fehlt, und vielleicht sogar, worum es geht.

Wenn sie aber nachzudenken beginnen und das unterschwellige Gefühl verdrängen – mit Denken kann man jedes Gefühl im Keim ersticken –, dann denken sie sich etwas aus, womit sie sich beschwichtigen. Denn, wie gesagt, in der Lebensmitte geht es einem Menschen gut. Umso unbegreiflicher ist es, wenn der Körper Beschwerden und Symptome macht, die keine körperliche oder psychische Erkrankung sind und die man somit weder verstehen noch behandeln kann – und das dauert eine ganze Weile an und wird währenddessen chronisch.

Hier wird auch offensichtlich, dass es nicht der physische Körper sein kann, der da protestiert, denn der ist noch jung, gesund, fit, gut genährt und stressgewohnt, ihm wird in diesem Lebensalter noch nichts zu viel.

Da wird deutlich, dass es die Seele ist, die eingreift und sagt: Schau her – jetzt beginnt nochmal eine andere Zeit.

An dieser Stelle will ich János Székely zitieren – aus seinem autobiographischen Roman *Verlockung* –, als er an einem Punkt in seinem Leben aufgehört hatte, auf seine Seele zu achten: »(…) zuerst hatte ich ein stechendes Zucken in der Magengrube, dann fühlte ich einen beharrlich bohrenden Schmerz … Ich begriff einfach nicht, was in meinen Magen gefahren war, denn damals stand zwar die Seele im Mittelpunkt meiner Gedichte, aber ich wusste noch nicht, dass sie zuweilen sehr unpoetische Magenkrämpfe hervorruft, dass sie nicht im feurigen Wagen der Fantasie eintrifft, sondern schnaufend und schwitzend über die Hintertreppe kommt – meistens dann, wenn man sie am wenigsten erwartet. Nun war sie also angelangt, und da ich keine Notiz von ihr nehmen wollte, meldete sie mir durch heftige Magenkrämpfe, dass sie noch existiere, dass sie zurückgekehrt sei, vielleicht zum letzten Mal, und dass sie, falls ich auch jetzt nicht auf sie höre, für alle Zeiten die Hand von mir abziehen werde.« (Székely 1946/2016, S. 652)

Diese Zeilen zeigen die Dringlichkeit, mit der die Seele darauf beharrt, gehört zu werden. Wenn nicht, wird sie das Weitergehen blockieren – was viele Menschen in der Lebensmitte erleben und fortan damit beschäftigt sind, von Arzt zu Arzt, von einer Diagnostik zur nächsten und von Behandlung zu Behandlung zu laufen. Während die Seele den Körper anweist, ihren Menschen weiterhin zu stören, sich immer nochmal etwas Neues einfallen zu lassen, womit sie vielleicht doch noch eine Einsicht erzeugen könnte. Die Einsicht nämlich, dass sie es gut meint.

Und die Drohung, dass sie »für alle Zeiten« ihre Hand von ihm abziehen könnte. Was manche Menschen in ihrer zweiten Lebenshälfte auch genau so empfinden. Sie sagen dann vielleicht: Ich fühle mich wie von allen guten Geistern verlassen! Und genau so ist es auch. Wenn die Seele ihren Menschen verlässt – vorzeitig wohlgemerkt –, dann ist er sehr allein.

Wenn alles gutgeht, so ist man in der Lebensmitte auf dem Hochplateau seines Lebensbogens angekommen. Bis dahin ging der Weg bergauf – nicht immer gleichmäßig, aber doch zielstrebig, wie es die Bergsteiger eben tun: den richtigen Pfad finden, aufpassen, dass man nicht fehltritt oder gar abstürzt, auf den Steinschlag von oben achten und ausweichen und alle Etappen meistern.

Ist man auf der Hochebene angekommen, wird es einfacher, man kann sich dort eine Weile aufhalten und das Erreichte besichtigen.

Es ist auch das letzte Mal, dass man sich umschauen und den langen, mühsamen Weg nachvollziehen kann, den man zurückgelegt hat. Sobald man nämlich ein Stück abwärts gegangen ist, sieht man von der eigenen Vergangenheit »hinterm Berg« sowieso nichts mehr – und das ist gut so. Ich meine diese Horizontalkurve, wenn ich zu meinen Patienten sage: »Jetzt müssen Sie die Kurve kriegen!«

Diese Kurve ist essentiell anders als die Wegbiegungen oder Kreuzungen in der ersten Lebenshälfte, wo Richtungsentscheidungen getroffen werden. Hier nun handelt es sich um eine Notwendigkeit, die das Leben selbst auferlegt. Wir können und sollten uns dem nicht entziehen und stattdessen so weitermachen wie zuvor.

Obwohl der Mensch ja noch jung ist, sich jung fühlt – das kann so bleiben bis zum Schluss.

Aber der Lebensrhythmus und die Einstellungen und Haltungen müssen sich ändern.

Falls ein Mensch in dieser Lebensphase in seine Vergangenheit zurückschaut, empfehle ich, sich mit der rechten Hand auf die linke Schulter zu klopfen – oder andersherum – und sich für all das Geleistete und Erlittene und Weggesteckte zu bewundern. Denn: Er ist durchgekommen und am Leben.

Ich finde, es sollte auch das erste Mal sein, dass man die zurückgelegte Strecke besichtigt. Denn die Unsitte, die sich in der Psychotherapie eingebürgert hat, immer wieder langwierig und anklagend auf die Beschädigungen zu schauen, die einem die Vorfahren mitgegeben, die Eltern und Lehrer zugefügt und das Schicksal einem bereitet haben, und daraus den Schluss zu ziehen, dass es unter diesen Voraussetzungen ja gar nicht gutgehen konnte, weshalb man selbst nur wenig dafür kann –, diese Unsitte könnte man vermeiden.

Indem man von seinem lebensgeschichtlichen Hochplateau, noch einmal rückwärts gewandt, den Berg hinunterschaut und sich freut, dass man trotz alledem oben – wo immer das sein mag – angekommen ist.

Das ist nun die Zeit, wo die Kinder groß geworden sind und davonfliegen, flügge geworden sind. abei ist auch zu bedenken, dass sich zu diesem Zeitpunkt, oder sogar etwas früher, die Lebensbögen der Eltern und ihrer Kinder berühren und schneiden, sodass der Bogen der Tochter oder des Sohnes sich über den Bogen seiner Eltern hinaus erhebt und die Älteren sich als diejenigen definieren müssen, die sich unterordnen. Die nur dann raten und helfen – zum Beispiel mit den Enkelkindern –, wenn sie gefragt werden. Die Eltern befinden sich von da an für eine ganze Weile, genauer, bis zum Tod ihrer eigenen Eltern, in einem Zwischenbereich: den Kindern untergeordnet, den eigenen Eltern übergeordnet. Sie merken, dass sie vermehrt nach ihren eigenen Eltern schauen müssen, ohne sie zu bevormunden, wie sie auch selbst von ihren Kindern nicht bevormundet werden möchten. In dieser Zeit der Erfüllung gibt es viel zu bedenken.

Es gibt nicht wenige Töchter und Söhne, die in ihrem bisherigen Leben, also den ersten 50 Jahren, mit ihren Müttern und Vätern gehadert haben, ihretwegen Psychotherapeuten aufgesucht und versucht haben, die ihnen in ihrer Kindheit und Jugend zugefügten Kränkungen und Beschädigungen zu bearbeiten. Wenn es ihnen bis zu ihrer Lebensmitte gelungen ist, die immer wieder aufsteigenden, mit Wut und Trauer verbundenen Erinnerungen in der vergangenen Zeit liegenzulassen, nachsichtig und versöhnlich, wenn möglich – dann können sie meinem Rat folgen, ab jetzt (fast) nur noch die positiven Teile ihres früheren Lebens hervorzukramen und sich daran zu freuen. Wie eine Freundin kürzlich sagte: »Mit 50 sollte man sein Kinderzimmer aufgeräumt haben!«

Dann kann es passieren, wie einer meiner Töchter, dass sie in einem Kellerraum – meiner abgeschlossenen Asservatenkammer – einen alten kleinen hölzernen Dackel mit Rädern entdeckt, auf den sich ein kleines Kind setzen und herumfahren kann. Sie stieß einen Freudenschrei aus und nahm ihn sogleich mit für ihre späteren Enkelkinder.

Auf dem Hochplateau des eigenen Lebens kann man ein wenig verweilen und die Lebensfülle dankbar genießen. Aber sehr bald sollte man sich um 180 Grad drehen, um in die Zukunft zu blicken – und die geht bergab. Und so sollte man langsam und gemächlich, knieschonend, den Berg hinuntergehen und sehr oft stehenbleiben, um die weite und schöne Landschaft anzuschauen, die sich da vor einem auftut. Für jeden Bergsteiger ist das *die* Belohnung des Abstiegs.

Denn wenn man sich Zeit nimmt, immer mal stehenbleibt und schaut, dann sieht man: Da liegt einem Menschen seine ganze

Zukunft zu Füßen. Alle Möglichkeiten tun sich vor einem auf. Man kann dahin und dorthin und überall hin gehen.

Ich sage an dieser Stelle immer: »Schauen Sie, all das gehört ab jetzt Ihnen ganz allein. Denn die zweite Lebenshälfte ist Ihre. Wenn Sie vorher, also bis jetzt, getan haben, was man eben tun muss, was verlangt wird, was das Umfeld erwartet, wenn Sie viel gearbeitet haben, dann hören Sie damit nicht auf. Das ist ein wichtiger Teil und Ertrag Ihres bisherigen Lebens. Aber ab jetzt nehmen Sie das alles nicht mehr für das Wichtigste, sondern achten Sie mehr und mehr auf das, was Ihnen zusagt, was Sie gerne hätten und tun, was Sie sich wünschen und erträumen. Denn ab jetzt kommt Ihr eigenes Leben dran. Fügen Sie es Ihrem alten Leben hinzu, und Sie werden merken, alles wird leichter und Sie selbst werden zufrieden sein.«

Ich sage auch immer: »Gehen Sie langsam. Wenn Sie schnell gehen und rennen, sind Sie auch schnell unten, wo die Flüsse ins Meer fließen und sich darin auflösen. Also, lassen Sie sich Zeit.«

Natürlich sagen dann viele: »Ich bin sowieso schon langsamer geworden«, und das ist gut so. Setzen Sie noch eins drauf und lernen Sie Qigong, damit Sie auch langsamer atmen. Meditieren und Achtsamkeit sind auch gut und werden mit zunehmendem Alter immer wichtiger.

Ein Richtungswechsel könnte auch darin bestehen, dass man nicht mehr so viel Eigenaktivität investieren muss. Man kann auch einfach mal abwarten, was beim Gegenüber passiert – sei das Gegenüber ein Mensch, der Alltag, das Wetter oder das ganze soziale Umfeld.

Es ist eine gelassene, ja eine meditative Haltung, die zurzeit professionell in Achtsamkeitstrainings eingeübt wird. Auch dies muss langsam und gemächlich geschehen.

Aus meiner Sicht kommt es darauf an, dem Gegenüber Zeit und Raum zu geben, damit es sich mitteilen kann. Ich sage dann oft: Schauen Sie – langsam! –, was es ist, das mit Ihnen Kontakt sucht, Sie zu sich hinzieht, auf Sie einwirkt.

Wenn es sich zum Beispiel um einen Baum handeln sollte, der Ihre Aufmerksamkeit auf sich zieht, so bleiben Sie mal eine ganze Weile in der Betrachtung dieses Baumes versunken, bis er Ihnen sein Wesen offenbart. Das geschieht, indem Sie ihn in sich aufnehmen, ihn spüren und ein wenig baumartig werden. Dann brauchen Sie ihn nicht zu fotografieren. Er ist bei Ihnen, wenn Sie sich erinnern. Es muss ja nicht ein Baum sein, eine von den schönen blassgrauen Weinbergschnecken tut es auch. Es würde mich interessieren, ob Sie nach längerer Betrachtung so einer Schnecke in Ihrem Garten dieser ganzen Spezies weiterhin den Garaus machen wollen – auch wenn die Ihren Salat auffressen, weil sie Hunger haben.

Das eben beschriebene Phänomen nennt man Resonanz, worüber Hartmut Rosa (2020) ein gleichnamiges Buch geschrieben hat. Die Beachtung von Resonanz wird nun auch in der Behandlung von Patienten zu Recht für wichtig erachtet.

Alt werden und sterben

Tempora mutant – mutamur in illis. Die Zeiten ändern sich – wir ändern uns mit ihnen. Das ist die gängige Übersetzung, die so nicht stimmt. Es handelt sich nämlich nicht um ein Aktivum, sondern um ein Passivum und meint, dass wir, indem sich die Zeiten ändern, gleich mit geändert *werden*, ob wir wollen oder nicht. Deshalb sage ich zu meinen Patienten: Ändern Sie sich nicht, das klappt sowieso nicht, und wozu auch? Bleiben Sie, wer Sie sind, das ist schon schwierig genug. Aber fügen Sie sich – und zwar den Veränderungen, die auf Sie zukommen, unweigerlich.

Lassen Sie die Veränderungen des Alterns geschehen! Und schauen Sie zu. Auch der Blumenstrauß auf Ihrem Tisch verwelkt. Schauen Sie ihm dabei zu und räumen Sie ihn nicht gleich weg. Das ist auch eine Frage der Disziplin, und alt werden ohne Disziplin, das geht nicht gut.

Wenn man schon bei den ersten Falten im Gesicht in Panik verfällt und versucht, vergebens natürlich, mit Kosmetika dagegen etwas zu tun, sitzt man schon in der Falle.

Meine Mutter, die ein große Verehrerin der Begum war, an die sich vermutlich keiner mehr erinnert außer mir, hielt sie mir als leuchtendes Beispiel vor Augen und sagte: »Lach doch nicht so viel, da kriegst du nur Falten um die Augen.« Die Begum war übrigens eine vornehme, hochrangige indische Dame ohne eine einzige Falte im Gesicht. Vermutlich hat sie nie gelacht; ich dagegen hatte schon mit 30 jede Menge Lachfalten.

Mit 40 war ich in einem Kosmetiksalon, um mir ein bestimmtes Parfum zu kaufen, und die Kosmetikerin beäugte mein Gesicht skeptisch und sprach von vorgealterter Haut. Der Begriff »vorgealtert« trifft. Genau das zu sagen, haben diese Schönheits-Frauen in ihrer Ausbildung gelernt und verkaufen so jede Menge sehr teurer Kosmetik. Ich dachte mir, dass der Faltenwurf in meinem Gesicht in meiner Familie schon öfter vorgekommen war. Heute, mit fast 80, sagen manche Leute zu mir: »Sie sehen aber jünger aus« – das ist höflich und angenehm zu hören. Wenn ich schlechte Laune habe, sehe ich aus wie 95.

Ich kümmere mich nicht darum, weil ich finde, Joseph Beuys hat Recht, wenn er sagt: »Man muss sich verbrauchen!« Nicht konservieren! Wollen wir wirklich schön und unverbraucht sterben?

Es ist dem Körper gegenüber schon in jungen Jahren nicht nett, wenn man ihn nicht lassen kann, wie er nun mal ist. Das sollte uns nicht daran hindern, die Schönheit von Körpern zu rühmen und zu bewundern – manche sind wirklich Wunderwerke der Natur, und wenn in den alten Märchen und Epen, auch im Hohelied Salomos, die weibliche Schönheit besungen wird, so schaue ich mir heute am Meeresstrand die jungen Frauen an und bin nicht weniger begeistert, dass es so etwas Schönes gibt. Überall in der Natur, bei den Menschen, den Tieren, den Blumen und allen Lebewesen, sogar in der Tiefsee, ist die Schönheit sichtbar.

Das Altern ist geprägt vom allmählichen Verfall der Schönheit, vom Vergehen und Verbleichen und Verrunzeln, und wenn es einen selbst betrifft, so verlangt das, sich mit Gelassenheit und Humor dabei zuzuschauen und sich einzufügen in das gemeinsame Schicksal aller Lebewesen. Es ist nachgerade albern, sich dem zu widersetzen. Auch würdelos.

Mit Anstand zu altern heißt auch, sich mit dem Sterben vertraut zu machen. So nach und nach, und wenn es möglich ist, in aller Ruhe.

In der zweiten Lebenshälfte, die jedem Menschen selbst gehört, also sein eigenes Leben ist, kommt der Mensch sich selbst nahe, kommt er zu sich und nähert sich auch seinem eigenen Tod an. Es ist gut, wenn man nicht durch eine rasante und schmerzhafte Krankheit dazu gezwungen wird.

Wie Rilke sagt, der schon früh mit dem Sterben der Menschen und dem Vergehen der Natur vertraut war und darüber viele schöne und sanftmütige Gedichte verfasst hat: »Herr, gib jedem seinen eignen Tod.«

Darüber heißt es nachdenken! Sich damit befassen. Wie möchte ich sterben?

Dieser Satz übergeht die Vorstellung, dass einer vielleicht gar nicht sterben möchte und diesen Gedanken verdrängt, sodass der Tod über ihn kommen muss und ihn gewaltsam mit sich nimmt. Möchte man das? Gewiss nicht!

Sich mit dem Sterben vertraut machen heißt zuallererst, der Natur zuzuschauen. Sich den anderen Lebewesen verwandt fühlen, sich mit ihnen zu solidarisieren, mitzufühlen.

Man kann auch dem Sterben anderer Menschen beiwohnen, zumindest erfragen, wie jemand gestorben ist.

Als ich noch sehr jung war, kam ich am Ende eines Tages in das Institut zurück, wo ich arbeitete, von meinem Konsildienst in der Thoraxklinik, wo ich diesen ganzen Tag bei einem noch recht jungen Mann geblieben war, der dort im Beisein seiner Frau und Familie gestorben war, und sagte im Kollegium: »Das war schön.«

Darauf ein Kollege, sehr aufgebracht: »Der Tod ist immer schrecklich!«

Das hat mich seither, viele Jahre, sehr beschäftigt und ich sammle, sozusagen, schöne Tode. Weshalb ich immer sofort frage: »Wie ist er oder sie denn gestorben?«

Dann braucht es viel Zeit, um zuzuhören. Und siehe da: Sehr oft sagt der oder die Hinterbliebene: »Das war gut.«

Und man hört da viele schöne und tröstliche Geschichten. Auch solche, die in einem die Wut aufsteigen lassen, wenn ein alter, sterbender Mensch schnell nochmal reanimiert werden muss, weil dem herbeigerufenen Notarzt nichts Besseres einfällt und weil die Angehörigen nicht stillsitzen und warten können.

Ein noch sehr junger Mann war von seiner Großmutter angerufen worden und eilte mit seinem Vater dorthin, wo sein Großvater im Sterben lag. Der lag zu Hause in seinem eigenen Bett, seine Frau saß dabei und betete den Rosenkranz. Die alten Leute wissen nämlich manchmal noch, wie es geht. Sohn und Enkel riefen den Notarzt, stürzten sich in der Zwischenzeit auf den armen alten Mann und machten Wiederbelebungsversuche. Man mag sich die Szene gar nicht vorstellen, zumal die herbeigeeilten Ärzte damit weitermachten. Vergeblich natürlich, der Großvater war schon über 90, sein Tod war seit Längerem erwartet worden – und, wie der Enkel auf meine Nachfrage sagte: »Als wir ankamen, war er schon nicht mehr da.«

Der Enkel hatte ein paar Tage später Panikattacken und der Vater schickte ihn zu mir. Ich schimpfte über diesen Schwachsinn, auf den die Seele und der Körper des jungen Mannes zu Recht mit Panik reagierten, denn sowas wollten sie nicht auf sich zukommen sehen.

Der junge Mann sagte: »Was hätten wir denn tun sollen?«

»Nichts tun! Geschehen lassen! Ruhig bleiben. Und wenn Sie schon nicht beten, so sagen Sie vielleicht noch etwas Liebevolles, bevor Ihr Großvater für immer davongegangen ist. Denn auch er muss doch den Tod geschehen lassen und die Ruhe bewahren – sonst gibt es einen Kampf, und das will doch keiner.«

Da weinte der Junge. Und sagte: »Gut, dass ich jetzt mal weinen kann. Ich dachte, ich könnte auch gar nicht trauern.«

Ich sagte: »Bitten Sie die Seele Ihres Großvaters um Verzeihung, die ist ganz sicher immer noch irgendwo hier, und wenn nicht, dann hört sie es auch anderswo, denn wie Sie wissen, ist sie raum- und zeitlos.«

Die Seelen alter Leute entfernen sich schon zu Lebzeiten so nach und nach von der lärmigen und betriebsamen Außenwelt und ziehen sich zurück ins Innere der Welt. In ihren Körper und seine innigen Beziehungen zu den anderen Wesen der Natur. Es wundert einen nicht, dass Tiere und Gärten und Bäume und das Meer ihrem Bewusstsein näherrücken, wohingegen die Aufgaben, die Tätigkeiten, die anderen Menschen kaum mehr eine Rolle spielen, unwichtig und vergessen werden. Das Bedürfnis nach einem Refugium, nach Einsamkeit und Stille nehmen zu.

Demenzkranke Menschen spüren umso sensibler die Atmosphäre, die sie umgibt, und sind abhängig von guten Stimmungen – was Pflegende sehr wohl wissen. So kehren die alten Menschen in ihre Anfänge zurück, wobei wir am Ende des Regenbogens angekommen wären – oder an seinem Anfang, je nachdem, wie man es sehen will.

14 Praxis: Der Zeitfaktor in Therapie und Beratung – langwierig oder punktuell?

Die Zeit spielt in jeder zwischenmenschlichen Begegnung eine wichtige Rolle – wenn es um die Seele, also das spirituelle Dasein geht, nicht. Denn die Seele ist außerhalb und gleichzeitig innerhalb der Zeit, sie ist nicht zeitgebunden. Deshalb geschehen seelische Berührungen oft in einem einzigen kurzen Moment, einem Gegenwartsmoment, und genau so soll es in der Therapie auch sein. Und man hofft jedes Mal wieder, dass genau das geschieht.

In jeder Therapie, sei sie nun ärztlich, physiotherapeutisch, psychotherapeutisch oder psychosomatisch, ist die Zeit essentiell.

Was den Zeitpunkt bzw. die Lebensphase betrifft, wann ein Mensch Hilfe sucht, darüber muss als Erstes gesprochen werden. Die erste Frage ist demnach: »Wie alt sind Sie und wann haben Ihre Beschwerden begonnen?«

Dann ist es gut, wenn die Therapeutin, der Therapeut dem Ratsuchenden in der Zeit ein Stück voraus, also älter ist. Wegen der Lebenserfahrung, die ihm unterstellt wird, ob er sie nun hat oder nicht. Ich selbst bin inzwischen schon so alt, dass mir kaum jemand zuvorkommen kann. Das ist von Vorteil. Zumal ich deshalb auch freimütig über das Sterben sprechen kann, denn das ist nicht mehr lang hin.

Der berühmte Psychiater Irvin D. Yalom, der ansonsten auch von mir hochgeschätzt wird, hat darüber ein ganzes Buch geschrieben: *In die Sonne schauen* (2020). Er ist nun auch schon alt.

Er behauptet, jeder Mensch habe vor dem Sterben, besonders dem eigenen, Angst – was überhaupt nicht stimmt und was auch von einem erfahrenen Therapeuten nicht gesagt werden sollte. Seine privaten Probleme damit und auch seine Behauptung, dass mit dem Tod alles vorüber sei – also nichts mehr danach – gehören nicht in die Öffentlichkeit. Ich würde das Gegenteil behaupten und auch das nicht mit meinen Patienten erörtern.

Was also die viel beschworene Lebenserfahrung der alten Therapeuten betrifft, so ist sie eine Chimäre, der man aber nicht explizit widersprechen sollte. Gleichzeitig stimmt es schon, dass man sich als sehr junger Therapeut vermutlich weniger gut in das Lebensgefühl eines Menschen höheren Alters einstimmen kann. Kurz und gut: Je älter man ist, umso einfacher hat man es als Therapeut(in).

Nun aber zum konkreten Zeitaufwand, den eine unterstützende bzw. therapeutische Begegnung benötigt.

Gegenüber Ärzten wird sehr häufig – immer noch! – geklagt, dass sie sich nur wenige Minuten für ein Patientengespräch nehmen. Für sie steht ja oft noch die Apparatediagnostik im Vordergrund, und der Mensch mit seinen Beschwerden ist irgendwie auch noch dabei – ihm muss etwas erklärt werden, aber kurz und bündig. Darüber rede ich jetzt nicht weiter. Giovanni Maio, schreibt darüber seit vielen Jahren: *Den kranken Menschen verstehen* u. v. m.

Die verschiedenen psychotherapeutischen Richtungen unterscheiden sich auch durch ihren Zeitbedarf für eine angemessene Behandlung.

Psychoanalyse und psychodynamische Verfahren brauchen oft sehr viele Sitzungen – die Krankenkassen bezahlen bis zu 80 Stunden. Wie lang Verhaltenstherapeuten ihre Klienten sehen, ist Ermessenssache und hängt vom Störungsbild ab.

Die Kurzzeit-Therapien der systemischen Therapeuten waren anfangs anstößig für die anderen Schulen, haben sich mittlerweile aber gut etabliert. Sie bieten oft nur wenige, z. B. sechs Sitzungen an, und dazu noch in größeren zeitlichen Abständen, etwa einmal im Monat oder alle 14 Tage. Während die zuerst genannten psychodynamischen Therapeuten ihre Patienten ein- bis zweimal pro Woche sehen möchten.

Hypnotherapeuten, die, wie ich auch, lösungsorientiert arbeiten, sind da sehr variabel aufgestellt.

Aus meiner Sicht sind längere Abstände zwischen den Sitzungen deshalb wichtig, damit sich in dieser Zeit aus den Impulsen und Anschüben in der Sitzung etwas entwickeln kann.

Ich selbst biete meinen Patienten nur eine einzige Sitzung an – die aber lang dauern kann. Meistens zwei Stunden, manchmal drei Stunden am Stück, woraus sich eine Abrundung ergeben sollte, die lange nachwirkt.

Bei niedergelassenen Psychotherapeuten, speziell den Psychodynamikern, dauert eine Sitzung strikt 45 oder 50 Minuten. Dann ist die Zeit um.

Ich selbst könnte, so wie ich arbeite, in diesen 45 Minuten wenig zustande bringen und würde denken, dass ich in der nächsten Sitzung auch nicht direkt dort wieder anknüpfen könnte, weil ja mittlerweile schon Zeit vergangen ist, in der der Patient vielleicht ganz woanders hingeraten ist, wenn er wieder kommt. Dann müsste er sich neu orientieren und ich mich auch.

Da jede meiner Einzelsitzungen einer bestimmten Dynamik folgt und da ich meine Patienten erst dann wieder in die Außenwelt entlasse, wenn sie lächeln, lachen, sich bedanken und beschwingt davongehen, weiß ich natürlich anfangs nicht, wie lang das dauern wird. Ich sage aber vorsorglich, dass die Patientin oder der Patient ausgeruht und gesättigt sein soll und viel Zeit mitbringen muss. Es gibt bei mir auch immer Kekse und Schokolade, denn eine intensive Beschäftigung mit dem eigenen Seelenzustand ist manchmal anstrengend.

Deshalb mache ich Verabredungen mit Klienten vormittags um zehn oder elf Uhr, nicht nach schon getaner Arbeit. Kinder gehen an einem solchen Tag nicht in die Schule, und Patienten, die von weiter her kommen, reisen am Vortag an, übernachten im Hotel und kommen schon um zehn Uhr.

Was nun meine eigene Zeit betrifft, die ich für eine Begegnung veranschlage, so beginnt die schon lang vorher.

Jeder potentielle Patient muss mit mir telefonieren, vordergründig, um einen Termin zu vereinbaren, bei dem ich mich möglichst nach seinen Bedürfnissen richte. Bei Lehrern oder Ärzten, die an Wochentagen vormittags nicht anreisen können, arbeite ich auch schon mal am Samstagvormittag. Sonntags nie.

Hintergründig gesehen telefoniere ich deshalb, weil meine Intention darin besteht, dass ich die Stimme hören will und er oder sie die meine. Ich frage auch, worum es sich handelt, um sicher zu sein, dass ich mich dafür zuständig fühle – etwas Psychosomatisches sollte es sein.

Außerdem bekommt jede und jeder eine Aufgabe; bei Lehrern nenne ich das Hausaufgabe, nämlich, zu überlegen, wann und wo es in seinem bzw. ihrem Leben mal richtig schön war, glücklich vielleicht. Das will ich wissen.

Der Grund dafür ist, dass ich schon im Vorfeld die geistigen Suchbewegungen hin zu etwas Gutem ausrichten möchte. Obwohl mir natürlich klar ist, dass im Gespräch immer mit den Problemen und Klagen begonnen werden muss.

Wenn ich später höre, wann und wobei meine Patientin oder mein Patient einmal richtig glücklich war, habe ich schon mal einen kleinen Eindruck davon, was für eine oder einer da vor mir sitzt. Beim Erzählen geraten die Menschen leicht in eine regressive Trance, und ich halte sie dort ein bisschen fest, damit sie das Glück von damals im Körper spüren können.

Das ermutigt ihren Körper, in aller Ruhe eine Weile bei mir zu bleiben, denn er merkt, dass er da nichts Schlimmes zu befürchten hat.

Informationen haben in meinen Beratungsgesprächen nichts zu suchen. Die hole ich mir vorher am Telefon. Oft erzählen mir potentielle Patienten auch schon viel aus ihrem Leben, wenn sie per Mail um einen Beratungstermin nachsuchen. Wie schon gesagt, muss ich wissen, wie alt jemand ist und was die vordringlichen Körper-Beschwerden sind und noch etwas über die derzeitigen Lebensumstände: Arbeit, Familie und was den Menschen gerade auf der Zunge liegt. Das kann eine Weile dauern. Das schreibe ich mir auf, nicht mehr als ein paar Zeilen, und lese es mir durch, wenn ich den Patienten erwarte – und zwar schon am Abend davor. Damit mein Gehirn weiß, worum es gehen wird und meine Seele schon mal mit diesem Menschen Verbindung aufnehmen kann.

Das wiederhole ich dann morgens, mache zehn Minuten Qigong-Übungen als Meditation im Stehen und erwarte meinen Patienten, indem ich möglichst nichts denke.

Das muss man einüben.

Nicht denken ist aus meiner Sicht die wahre Kunst des Therapeuten. Auch nicht beobachten und beurteilen und schubladisieren, d. h. einordnen. Anschauen schon und wahrnehmen, wie dieser Mensch, der da zur Tür hereinkommt, auf mich wirkt, und ihn einladen, sich zu entspannen und wohlzufühlen: durch meine Haltung, weil ich mich freue, dass er da ist. Das braucht man nicht zu sagen – wenn man sich freut, merkt er das schon. Und dass ich mich freue, dafür bin ich selbst zuständig.

Das heißt aber: Ich muss mich auf sie oder ihn einstimmen und mir selbst darüber klar sein, dass dies nun eine hochkonzentrierte lange Sitzung sein wird, in der ich ausschließlich beim anderen bin und für mich selbst nicht mehr vorhanden: Ich stelle mich zur Verfügung.

Ich finde nämlich, Beratung, Therapie, auch Coaching sind in erster Linie gutes Handwerk. Auch im Sinne von Interventionen und Therapietechniken, die etwas in der Psyche oder im Körper bewirken sollen. Zur Anregung und Unterstützung, was man konkret in der Therapie anbieten kann, finden sich in meinen in der Literaturliste aufgeführten Büchern Trance-Übungen und Geschichten, auch auf den CD, insbesondere in Seemann 2011. Es ist ein Da-Sein, das die Seele herbeiruft. Wobei man den Seelenkräften, die gerade benötigt werden, Raum gibt, ihre Wirkung zu tun.

Den ersten Teil einer solchen Sitzung, in dem zum und mit dem Körper gesprochen wird, habe ich oben schon beschrieben. Bis zu dem Zeitpunkt, wenn etwas ungeplant und unvorhersehbar zum Vorschein kommt, was im Unbewussten geruht hatte.

Wie ich schon anfangs angedeutet habe, ist die Kehrseite der psychosomatischen Störung ein wichtiges Anliegen oder eigentlich anders: Die Störung ist die Kehrseite des Anliegens, das ins Leben will, gewissermaßen geboren werden will, wenn die Wehen schon eingesetzt haben und Schmerzen bereiten. Man geht mit etwas schwanger, und das Neue, das auf die Welt will, sitzt schon in den Startlöchern. Das erklärt auch, weshalb es nicht in gleicher Linie weitergehen kann. Eine Geburt bringt etwas hervor, und es ist immer ein Wunder.

Genau das geschieht in der Beratung, und deshalb geht es oft ganz leicht, manchmal schwer, aber immer schnell. Denn wenn der Zeitpunkt gekommen ist, will etwas in die Welt kommen und ist nicht aufzuhalten – außer man lässt es nicht zu, und dann wird es unschön.

Weil es aber meistens schon unschön ist, sprich, schon längere Zeit gelitten wurde, geht es schnell, wenn sich die Gelegenheit bietet.

Die Gelegenheit muss allerdings gut inszeniert werden, denn die Seele kommt nur herbei, wenn sie Vertrauen spürt. Deshalb sagen Patienten oft einmal: Da oder dort konnte ich mich öffnen – oder auch nicht.

Was öffnet sich da? Der seelische Innenraum bis in seine Tiefen und Abgründe.

Wobei ich zurückkomme auf die Verführungskünste des Therapeuten, die zu seinem Handwerk gehören.

In dieser Phase der Beratung spricht vor allem der Therapeut. Er hat ja vorher lang und sorgfältig zugehört und weiß inzwischen, wohin die Reise gehen soll.

Nun erzählt er passende Geschichten und Träume und Märchen und Utopien und Metaphern und Bilder. Das heißt, er macht eine Stimmung und Atmosphäre, die bei seinem Gegenüber Freude und Begeisterung entfacht für sein zukünftiges Leben, ihm die Richtung weist, ihn ermutigt, einen Schritt dahin zu tun und weiter und beharrlich in diese Richtung zu schauen. So lehrt er sein Gegenüber das Träumen.

Ich weiß, dass auf diesem Weg die erstaunlichsten Dinge passieren werden – der Patient weiß es nicht, aber er spürt und vertraut darauf, dass die Richtung stimmt. In diesen Gegenwartsmomenten entsteht eine Resonanz zwischen Patient und Therapeut auf einer sinnlichen

Ebene, eine gemeinsame Schwingung, die eine Weile lang gehalten werden will, damit sie sich körperlich und emotional einprägt, auch später erhalten und immer wieder erinnert werden kann.

Am Ende dann das gemeinsame Schweigen des Therapeuten und des Patienten. Auch dafür braucht es Zeit.

15 Die seelische Berührung als Schlüsselerlebnis

Ich finde, dass das mehrmalige Betrachten des alten Films *Teorema* (1968) von Pier Paolo Pasolini in jedem Psychotherapeuten-Curriculum obligatorisch sein sollte. Man muss ihn mehrmals ansehen, denn er ist so komplex und gleichzeitig in seiner psychologischen Wahrheit so überwältigend, dass sich das Augenmerk des Betrachters bzw. Zuhörers (die Musik stammt von Ennio Morricone) immer nur auf Teilaspekte richten kann. Das Gesamtkunstwerk schafft aber im Betrachter, auch schon beim ersten Anschauen, eine komplexe Einsicht.

Pasolini hat, wie man hört, den deutschen Titel *Geometrie der Liebe* unmöglich gefunden, zu Recht, denn weder handelt es sich um ein der Geometrie ähnliches System, noch handelt es sich um Liebe. Ein Theorem ist ein komplexer Grundsatz, größer als eine Hypothese und kleiner als eine Theorie. Man könnte das Theorem als ein integriertes Teilsystem einer Theorie, in diesem Fall des gefühlten Lebens, in seiner überpersönlichen Form ansehen.

Der Film handelt von der Verführung durch Schönheit, der sich niemand entziehen kann, wenn sie erscheint. Im Film taucht ein schöner junger Mann (Terence Stamp) auf, zu Besuch in einer Familie, deren Außenwelt nicht feudaler sein könnte, und kurz danach verschwindet er wieder. Woher er kommt, wohin er geht, das ist unbekannt, aber auch irrelevant, denn die Schönheit ist ja auch irgendwo und nirgends, manchmal hier und dann wieder fort.

Während der kurzen Zeit seiner Anwesenheit in dieser wohlhabenden und zweifellos glücklichen Mailänder Industriellenfamilie verfallen alle ausnahmslos seiner erotischen Anziehung und Schönheit – von der er wohl selbst weiß, wofür er jedoch keinerlei Bemühungen, nicht einmal sichtbare Gesten unternimmt. Er ist, wenn man so will, verkörperte Selbstgewissheit. Er ist die Verführung in Person, ohne zu verführen.

Es beginnt mit einer Frau, die ihn als Erste sieht, der Dienstmagd, die den Blick nicht von ihm wenden kann, wie er da in seinem Liegestuhl auf der weiträumigen Rasenfläche hingegossen, mit auseinanderfallenden, entspannten Beinen ruht, und die ihm als Erste das Angebot macht, ihr ins Haus und Bett zu folgen.

Dieser Mann folgt den unausgesprochenen, sehnsuchtsvollen Wünschen aller einzelnen in diesem Film Anwesenden – der Dienstmagd, dem Sohn, der Ehefrau, der Tochter und schließlich auch dem Hausherrn, schöne Menschen auch sie und in keiner Weise frustriert, wie es uns manche Filmkritiker weismachen möchten. Selbstzufriedene Bourgeois eben, die Pasolini gerne kritisch aufs Korn nimmt.

Die Raffinesse des Regisseurs besteht auch darin, dass die Verführten gar nicht wissen, dass ihnen vielleicht etwas fehlt, und die auch gar nicht wissen, was sie möchten, denn angesichts der Präsenz des jungen schönen Mannes, der nichts vorhat, nicht spricht, keine sichtbare Intention verfolgt, werden sie von einer Sehnsucht erfasst, die sie unabweislich zu ihm hinzieht und sie zu ihrer eigenen Verwunderung zu Hingabe nötigt. Der Verführer, nicht als Aktivum gemeint, gestaltet seinerseits die sexuellen Begegnungen, die in aller Diskretion nicht gezeigt werden, auf seine Art, die man zwar nicht sieht, die aber tiefgreifende Wirkungen hinterlassen.

Nur die Wirkung ist wichtig, und sie macht den Fortgang und den größten Teil des Films aus.

Nachdem der schöne Besucher unerwartet und leichtfüßig wieder verschwunden ist, zum großen Bedauern aller im Haus, die gleichwohl nichts voneinander ahnen, ist nichts mehr wie davor.

Jeder und jede Einzelne ist *danach* völlig aus den Fugen, aus der eigenen Fassung geraten. Als Erste sieht man das Hausmädchen mit ihrem braunen Pappkoffer davongehen. Wie immer schwarz gekleidet, mit einem schwarzen Kopftuch und in aufrechter, ja stolzer Haltung. Sie kehrt zurück in ihr Dorf, einen dieser wuchtigen dunkelbraunroten Cascione, eigentlich eher ein großer Bauernhof, oft mit

Kirche und hohen Mauern ringsherum, wie sie sich in der Po-Ebene nahe Mailand aus der flachen Reislandschaft weithin sichtbar erheben. Sie tritt durch das offene Tor und setzt sich in dem weitläufigen Hof auf die Bank an der Hauswand – und wird von dort lange Zeit nicht wieder aufstehen.

Scheu kommen einige ihrer Verwandten oder andere Bewohner herbei, schauen sie wortlos an, bringen ihr, was sie braucht. Sie bleibt stumm, reglos, wie erstarrt und in sich gekehrt, bis sie sich irgendwann in die Luft erhebt und über dem Dach schwebt, mit ausgestreckten Armen am Himmel, offensichtlich erleuchtet, anbetungswürdig, was drunten im Hof niemand bezweifeln würde. Eine Heilige also. Zu einer Heiligen geworden durch eine sexuelle Berührung von höchster Unwahrscheinlichkeit für diese Frau.

Der Sohn der Familie, ein sehr junger Mann, verwöhnt, unbesorgt, gerät in einen Schaffensrausch als Maler, der er *davor* schon gern gewesen wäre. Nun, *danach*, als der Besucher wieder verschwunden ist, sieht man ihn an seiner Leinwand, in Trance geraten, wo er völlig weggetreten und verrückt die wildesten Farborgien herausschleudert, und den Betrachter beschleicht das Gefühl, dass der Knabe da etwas tut, was ihn irgendwann berühmt werden lässt, und man wünscht ihm, er möge so weitermachen: dass es eine Wirkung von langer Nachhaltigkeit sein möge.

Die Schwester, ein schönes, verwöhntes, sensibles Mädchen, das sich offensichtlich in den schönen Besucher verliebt hatte, realisiert verzweifelt, dass er für sie verloren ist. Er ist weg. Den Liebeskummer hält sie nicht lang aus, gerät in einen totalen Stupor und wird von zwei weiß gekleideten Pflegern, auf einer Bahre festgeschnallt, in die Psychiatrie verfrachtet.

Die Ehefrau und Mutter, gespielt von Silvana Mangano, ist *davor* der Prototyp einer Mailänder Industriellen-Gattin: Ihre Frisur ist der besonderen Rede wert: hochgradig kunstvoll geordnet, gestylt, bienenkorbartig, immer gleich; ihre Garderobe vom Teuersten; ihre Haltung vornehm, verhalten liebenswürdig, normgerecht, ein wenig steif.

Und was ist mit ihr *danach*? Sie gerät innerlich völlig aus der Fassung, lässt alle Hemmungen fahren und fährt in ihrem Cabrio durch die Vororte Mailands, wo sie irgendwelche jungen Männer aufgabelt, anspricht und, wo immer es sich gerade ergibt, und sei es im Straßengraben, Sex von ihnen verlangt, was die mit einer Willfährigkeit tun, die zeigt, wie die Getriebenheit der Frau auch diese Männer einfängt, als wäre es etwas ganz Selbstverständliches.

Das psychologische Gespür Pasolinis zeigt sich auch hier, wenn man mit Verwunderung feststellt, dass diese sexuellen Exzesse an der Frau keinerlei äußere Spuren hinterlassen. Ihre Kleidung und ihre Frisur unangetastet elegant, steigt sie wieder in ihr Auto und fährt davon. Die äußere Fassade bleibt, wie sie war.

Und schließlich der Patron, Hausherr, Vater, Ehemann, die Zentralfigur der Szene, gespielt von Massimo Girotti, dem die längsten Filmsequenzen gewidmet sind. Der Film beginnt mit ihm, dem Chef einer Firma im kapitalistischen Ausbeutungssystem, und er endet auch mit ihm. Er ist derjenige, den die – sexuelle, erotische, spirituelle – Begegnung am stärksten verändert. Er kehrt *danach* in seine Firma zurück, erträgt es nicht, wirft seine Kleider von sich und rennt davon, über treibenden Sand, in die Wüste hinein, und weiß nicht, wohin.

Damit endet der Film und auch die Musik von Morricone.

Nun könnte man fragen, was das einen Psychotherapeuten angehen sollte, außer dass es ein starkes Erlebnis ist, ein solches Kunstwerk zu besichtigen.

Wenn man Psychotherapie als Begegnung der besonderen Art begreifen würde, so könnte man ja denken, dass ein Mensch, der einen Psychotherapeuten aufsucht, im besten Fall und ohne sich dessen sofort bewusst zu sein, eine Veränderung in seinem innersten Wesen erfährt, die ihn in einer Weise überwältigt, dass er *danach* nicht mehr der gleiche ist wie *davor*.

Und ebenso wie in diesem Film wissen doch die meisten Patienten in Wahrheit nicht, woran es ihnen mangelt, was ihnen fehlt, wenn sie in die Sitzung kommen – also *bevor* in einem therapeutischen Gegenwartsmoment eine Berührung geschieht, die alles verändert, sodass sie mit Erstaunen und Dankbarkeit feststellen, dass es genau das ist, was sie unbewusst gesucht hatten. Dass es in der Psychotherapie nicht um praktizierte Sexualität geht und gehen darf, muss nicht eigens betont werden.

Mein ganzes Leben lang hat mich das Wort »Auslöser« fasziniert. An meinem ersten Fotoapparat gab es so etwas, und meine Mutter sagte: »Jetzt musst du den Auslöser betätigen.« Dann machte es klick und ein Foto kam zustande. Ohne Auslöser wäre das ganze komplizierte und ausgetüftelte Drumherum des Apparates zu nichts nutze gewesen. Der kurze Klick im rechten Moment – nämlich dann, wenn das Objekt der Begierde in der richtigen Verfassung ist –, das macht den guten Fotografen aus. Und den guten Therapeuten.

Man könnte denken, ein »Anlasser« sei auch so etwas: Wenn er funktioniert, setzt er den ganzen komplizierten Mechanismus eines Fahrzeugs in Gang – wenn nicht, passiert eben nichts. Der Unterschied zu einem Auslöser ist der, dass die Maschine erwartungsgemäß funktioniert. Es ist ein Ursache-Wirkungs-Mechanismus.

Beim Auslöser ist das etwas ganz anderes: Es wird im Gegenüber etwas ausgelöst und hervorgebracht, was oft weder der Therapeut noch sein Gegenüber erwarten konnten. In einer therapeutischen Situation ruft ein passender Auslöser im richtigen Moment jedenfalls Aufrichtigkeit hervor. Das kennen alle Therapeuten, dass ihre Patienten sagen: »Darüber habe ich noch mit keinem gesprochen« – und sie waren ja nicht in der Absicht gekommen, das gerade jetzt zu tun. Der Auslöser öffnet das Unwillkürliche, manchmal auch das bisher Unbewusste. Und wodurch? Durch Vertrauen – einem Menschen gegenüber, der fremd ist und fremd bleibt und gerade deshalb vertrauenswürdig ist. Ihm kann man sich zeigen – unverhüllt und aufrichtig. Das ist sonst im sozialen Umfeld – wo auch immer – nicht unbedingt empfehlenswert. Mehr oder weniger verhüllt zu bleiben ist das Gebot.

Auch an dieser Dynamik zeigt sich deutlich, warum es gut sein kann, nur eine einzige Begegnung in der Therapie anzubieten: Man kommt und geht wieder, und was dabei geschehen ist, stellt keine künftige Belastung dar.

Ein Therapeut, der nichts anderes möchte, als Auslöser zu sein für eine Entwicklung, also gewissermaßen ein Büchsenöffner, der hat dabei gar nichts zu wollen. Dies ist ebenfalls eine Analogie zum Film: Die Verführung geschieht – sie ist vom Verführer vielleicht intendiert oder erwartet oder erhofft –, doch was sich da im Gegenüber ereignen wird, ist völlig offen.

Für beide Seiten.

Es ist wie zum Beginn einer Liebesbeziehung, die vom Therapeuten ausgeht, aber vom Patienten ersehnt ist. Gleichwohl auch wieder nicht, denn für den Verführer, hier den Therapeuten, bleibt die Begegnung passager – den Patienten verändert sie. Möglicherweise und hoffentlich grundlegend.

Es kommt in ihm etwas zum Vorschein.

Das kann man als Therapeut nicht *machen* – man kann es aber befördern und provozieren. Ob es gelingt, ist in jeder Sitzung ungewiss.

16 Und am Ende: Bleiben Sie gesund!

Wenn man ein ganzes Buch über Störungen durchgelesen hat, könnte man glatt vergessen haben, dass es auch ungestörtes Leben gibt – mehr als man vielleicht gedacht hätte.

Ungestörte Daseinsformen fallen nicht so auf. Man sagt ja: Gesundheit ist das Schweigen der Organe.

Das stimmt zwar so nicht ganz. Unsere eigenen Innengeräusche fallen normalerweise nur nicht auf, ebenso wenig, wie der Mensch im Ruderboot die Tiefengeräusche all der Meeresbewohner wahrnimmt. Angeblich geht es dort ziemlich laut her.

Auch in unserem Körper ist es so, geht uns Körperbewohner aber so lang nichts an, soweit alles in Ordnung ist.

Aber am Magenknurren merken wir doch, wenn der Körper Hunger hat – wir selbst vielleicht nicht. Und ob er was bekommt, ist Ermessenssache dessen, der sich als Herr im Hause versteht. Dieser Herr hat gelernt zu trinken, auch wenn er keinen Durst empfindet, und der Körper muss sehen, wie er mit solchen Mengen an Flüssigkeit zurechtkommt. Wasser scheint ihn nicht weiter zu stören, das scheidet er einfach wieder aus und zwingt seinen Herrn bzw. seine Herrin, oft aufs Klo zu rennen.

Wenn ein Mensch gesund bleiben will, wenn möglich sein Leben lang, empfiehlt es sich, auf die leisen Stimmen seines Körpers zu hören. Das sind die Empfindungen und Gefühle, die Stimmungen und Verstimmungen, die unwillkürlich in ihm aufsteigen, ohne dass man sagen könnte, woher und wieso. Sie drücken die momentane oder anhaltende seelische Verfassung aus, die sich über den Körper kundtut.

Wenn einen jemand fragt »Wie geht es dir?«, so sollte man nachschauen: Wie ist meine seelische Verfassung zurzeit? Sich dessen gewahr zu werden ist ein erster Schritt, um die eigene Seele zu fragen: Brauchst du etwas, damit es dir gut geht? Brauchst du Trost? Brauchst du Aufheiterung? Dann kannst du mit deiner Seele sprechen und ihr sagen: Wir gehen heute Nachmittag in den Wald auf diese schöne Lichtung, wo man sich niedersetzen kann und die Ruhe sinnlich spürt, mitten in dem Gesumme der Bienen und Insekten.

Denn die Seele des Menschen ist eng verwandt mit den Seelen der Pflanzen und Tiere, und durch die sinnliche Nähe zwischen ihnen heilen sie sich gegenseitig. Man sagt ja, jemand hat ein grünes Händchen, wenn die Pflanzen in seiner Umgebung gedeihen – was allerdings nicht so viel mit den Händen als mit dem liebevollen Gefühl und den freundlichen Augen zu tun hat – was in den Berührungen hin und her fließt.

Es empfiehlt sich, wenn man gesund bleiben will, auf die leisen Signale der Anziehung oder Abstoßung aus dem Körper zu hören, auch auf die Signale der Ambivalenz, der Unschlüssigkeit, und geschmeidig darauf zu reagieren.

Wenn die Seele sagt: Das brauche ich! oder: Hier will ich nicht bleiben.

Ich kenne einen jungen Mann, der mitten in Heidelberg geboren wurde und ein richtiger Stadtmensch war – in der Stadt trieb er sich herum, da lebte er, da kannte er sich aus. Auf dem Lande wollte er nicht leben. Und doch sagte er: »Einmal am Tag *muss* ich zum Neckar gehen und dort ein bisschen bleiben. Und wenn es mir tagsüber nicht reicht, dann gehe ich nachts hin – da ist es eigentlich am schönsten.«

Es gibt Draußen-Menschen, die es drinnen nicht auf Dauer aushalten können. Ich gehöre zu dieser Spezies, und als ich meine erste Ganztagsstelle in einem Büro antrat, war ich schon vorausschauend verzweifelt. Aber es stimmt ja doch. Wenn es sein muss, gewöhnt man sich an (fast) alles.

Das Hin-und-her-Gehen ist die gleiche Bewegung wie zwischen Tun und Sein. Beides brauchen wir. Wenigstens die meisten von uns.

Es gibt kontemplative Daseinsformen und solche, die bis oben angefüllt sind mit Aktivität.

Es kommt darauf an, wie der beseelte Leib darauf reagiert, ob er zufrieden ist – wenn nicht, wird er sich melden. Zumindest sollten wir so leben, dass die fortwährende Selbsterhaltung unseres Leibes nicht nachhaltig behindert wird.

Den Kräften und Sehnsüchten der eigenen Seele zu folgen, die Liebe zu Menschen und Tieren und zu den Schönheiten dieser Welt bis ins hohe Alter zu pflegen, wäre gut.

Dass das Schicksal Widrigkeiten, Schrecknisse, Unfälle, Todesfälle und Krankheiten für uns bereithält – das verbindet uns mit allen anderen Lebewesen und sollte uns nicht davon abhalten, mutig und mit Zuversicht weiterzumachen. Wohin jede und jeden von uns das Leben noch führen will – das wissen wir nicht.

Und letztlich sollte man vielleicht auf sich selbst mindestens so viel achten wie auf andere. Hier kann ich mich Erich Fried anschließen, der das in die folgenden Worte gefasst hat:

Die Warner
Wenn Leute Dir sagen
»Kümmere Dich nicht soviel
um Dich selbst«
dann sieh Dir
die Leute an
die Dir das sagen:
An ihnen kannst Du erkennen,
wie das ist
wenn einer
sich nicht genug
um sich selbst
gekümmert hat.

Erich Fried: Um Klarheit.

Mein Dank gebührt, wie immer, meiner hochgeschätzten Lektorin, Christine Treml-Begemann.

Bücher zum Weiterlesen

Damasio, A. R. (2000). Ich fühle, also bin ich. Die Entschlüsselung des Bewusstseins. List, München

Darwin, Ch. (2019). Der Ausdruck der Gemütsbewegungen bei dem Menschen und den Tieren. Vero, Norderstedt (Originalausgabe von 1872)

Földény, L. (1988/2004). Melancholie. Matthes & Seitz, Berlin

Fried, E. (1996). Um Klarheit. Wagenbach, Berlin

Maio, G. (2015). Den kranken Menschen verstehen. Für eine Medizin der Zuwendung. Herder, Freiburg/Basel/Wien

Rosa, H. (2019). Resonanz: Eine Soziologie der Weltbeziehung. Suhrkamp, Berlin

Rosa, H. (2020). Unverfügbarkeit. Suhrkamp, Berlin

Roth, G. & Strüber, N. (2014). Wie das Gehirn die Seele macht. Klett-Cotta, Stuttgart, 4. Aufl. 2021

Seemann, H. (2007). Freundschaft mit dem eigenen Körper schließen. Klett-Cotta, Stuttgart, 11. Aufl. 2019

Seemann, H. (2011). Mein Körper und ich – Freund oder Feind? Psychosomatische Störungen verstehen. Klett-Cotta, Stuttgart, 6. Aufl. 2021

Seemann, H. (2013). Kopfschmerzkinder. Was Eltern, Lehrer und Therapeuten tun können. Klett-Cotta, Stuttgart, 5. Aufl. 2022

Seemann, H. (2018). Schmerzen – Notrufe aus dem Körper. Hypnosystemische Schmerztherapie. Klett-Cotta, Stuttgart, 2. Aufl. 2022

Simon, F. B. (1988) (Hrsg.). Lebende Systeme: Wirklichkeitskonstruktionen in der systemischen Therapie. Springer, Heidelberg

Székely, J. (1946/2016). Verlockung. Roman. Diogenes, Zürich

Tauschwitz, M. (2019). Das unverlierbare Leben. Erinnerungen an Hilde Domin. Zu Klampen! Verlag, Springe

Trenkle, B. (2016). 3 Bonbons für 5 Jungs. Strategische Hypnotherapie in Fallbeispielen und Geschichten. Carl-Auer, Heidelberg

Weber, A. (2007). Alles fühlt. Mensch, Natur und die Revolution der Lebenswissenschaften. Berlin Verlag, Berlin

von Uexküll, Th. et al. (2017). Psychosomatische Medizin. Urban & Fischer, München, 8. Aufl. 2016

Yalom, I. D. (2010). In die Sonne schauen: Wie man die Angst vor dem Tod überwindet. Btb, München

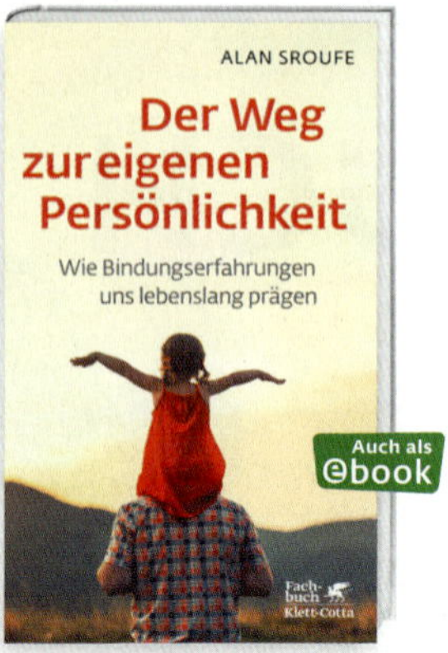

Alan Sroufe
Der Weg zur eigenen Persönlichkeit
Wie Bindungserfahrungen uns lebenslang prägen

Aus dem Englischen von
Maren Klostermann
216 Seiten, gebunden
€ 25,– (D). ISBN 978-3-608-98082-0

Wie wir werden, wer wir sind

Jede Lebensphase von der Geburt bis zum Erwachsenenalter hat ihre eigenen Herausforderungen und Konfliktfelder. Alan Sroufe, einer der weltweit bedeutendsten Entwicklungspsychologen, veranschaulicht eindrucksvoll, wie Bindungserfahrungen lebenslang nachwirken und die Persönlichkeit prägen. Er stellt seine wegweisenden wissenschaftlichen Erkenntnisse zu Bindung und Entwicklung immer in Bezug zu seiner eigenen persönlichen Entwicklung, was dieses Buch zu einer höchst spannenden und eindrucksvollen Lektüre macht. Sroufe beantwortet in seinem Werk die großen Fragen, wie wir werden, wer wir sind, warum es so schwer, aber nicht unmöglich ist, sich zu ändern und wie Menschen geholfen werden kann, die in ihrer frühen Kindheit unzureichende Bindungs- und Beziehungserfahrungen gemacht haben.

Alan Sroufe,
emeritierter Professor am Institute of Child Development der University of Minnesota, ist ein renommierter US-amerikanischer Bindungsforscher und Entwicklungspsychologe. Er wurde bekannt durch seine mittlerweile über 40 Jahre andauernde, bahnbrechende Langzeitstudie zu Bindung und menschlicher Entwicklung: »The Minnesota Study of Risk and Adaptation from Birth to Adulthood«.

www.klett-cotta.de/fachbuch

Marlis Pörtner, Peter Indergand,
Martina Portmann
Ernstnehmen – Zuhören – Erfahrungen ermöglichen
Personzentrierte Haltung in der Betreuung von Kindern und Jugendlichen

252 Seiten, broschiert
Mit Download-Material
€ 25,– (D). ISBN 978-3-608-98402-6

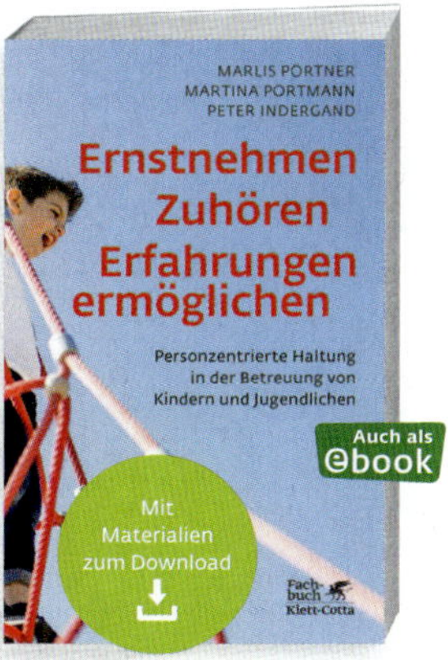

Die kleinen Schritte wertschätzend begleiten

Die von Marlis Pörtner mitgeprägte personzentrierte Haltung steht im Mittelpunkt dieses Praxisbuches. Ihre Handlungsgrundlagen und Richtlinien helfen, Kinder ganzheitlich wahrzunehmen, zu verstehen und empathisch auf sie einzugehen. Das stärkt die Beziehung. Der Blick der Betreuungsperson ist nicht auf Defizite gerichtet, sondern auf individuelle Ressourcen und kleine Erfolge. Im Zentrum steht eine auf Selbstbestimmung und Autonomie ausgerichtete Entwicklung von Kindern und Jugendlichen. Das aus drei Generationen zusammengesetzte Autorentrio gibt wertvolle Impulse für die Kinderbetreuung, die auch in schwierigen Situationen Orientierung bieten.

Zahlreiche Praxisbeispiele aus dem Betreuungsalltag sowie didaktische Anregungen und Materialien zum Download machen dieses Buch zu einem nachhaltigen Praxiswerk.

Marlis Pörtner, (1933–2020), Psychologin und Psychotherapeutin, arbeitete 30 Jahre lang in eigener Praxis in Zürich. Später konzentrierte sie sich auf Supervision, Beratung und Fortbildung sowie auf das Schreiben.

Martina Portmann, ausgebildete Fachfrau Betreuung, arbeitet in einer Kindertagesstätte im Kanton Zug, Schweiz.

Peter Indergand, Fachlehrperson im Bereich Kinderbetreuung am Berufsbildungszentrum Gesundheit und Soziales in Sursee. Zuvor arbeitete er u. a. als Primarlehrer.

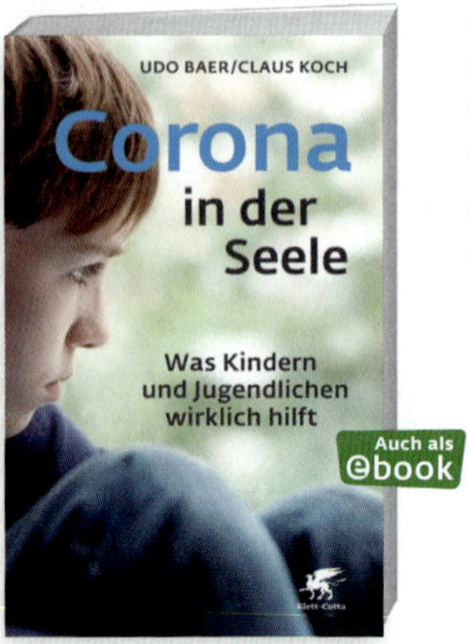

Udo Baer, Claus Koch
Corona in der Seele
Was Kindern und Jugendlichen wirklich hilft

168 Seiten, broschiert
€ 18,– (D). ISBN 978-3-608-98086-8

Gegen Einsamkeit und Angst hilft kein Nachhilfeunterricht

Die Corona-Pandemie hat massive Auswirkungen auf das Leben von Kindern und Jugendlichen. Angst um die Eltern und Großeltern, Einschränkung der sozialen Kontakte, Wegbrechen von Alltagsstrukturen – all das hinterlässt Spuren in den Kinderseelen. Deshalb müssen wir uns den Kindern und Jugendlichen jetzt zuwenden!

Die Autoren beschreiben die vielfältigen Auswirkungen der Pandemie, erklären die Gründe, warum die Folgen langfristig wirken und wieso Kinder, Jugendliche und ihre Familien auf unterschiedliche Weise betroffen sind. Und sie zeigen detailliert auf, wie ihnen nachhaltig geholfen werden kann: Verständnis zeigen und Gefühle teilen, Sicherheit vermitteln in unsicheren Zeiten, Selbstwirksamkeit und Zusammenhalt stärken durch gemeinsames Tun, durch Offenheit und Vertrauen wieder zueinander finden, Einsamkeit vertreiben durch Förderung sozialer Begegnungen.

Udo Baer, Dr. phil., Diplom-Pädagoge, ist Mitbegründer des Pädagogischen Instituts Berlin, Seminarleiter und Leiter von Forschungsprojekten, Mitbegründer der Zukunftswerkstatt *therapie kreativ*, Vorsitzender der »Stiftung Würde« sowie erfolgreicher Buchautor.

Claus Koch, Dr. phil., Diplom-Psychologe ist Mitbegründer des Pädagogischen Instituts Berlin, Autor und Publizist. Als Experte für Bindungsstörungen arbeitet er seit Jahren mit Eltern, ErzieherInnen und LehrerInnen.

www.klett-cotta.de/fachbuch

Thomas Bergner
Gute Entscheidungen treffen
Wenn Sie wissen, was Sie wollen, können Sie tun, was Sie möchten

336 Seiten, broschiert
€ 32,– (D). ISBN 978-3-608-98073-8

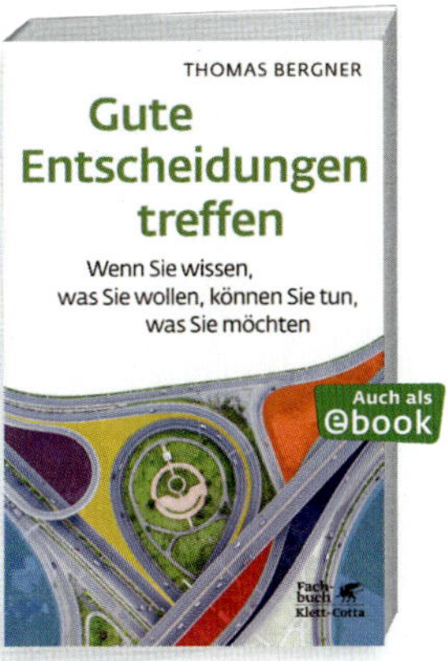

Der Entscheidungs-Coach

Ausbildung oder Studium? Ferien am Meer oder in den Bergen? Oder ganz woanders? In nahezu jedem Lebensbereich haben wir heute viele Optionen abzuwägen; entsprechend schwierig gestalten sich für viele Menschen Entscheidungsprozesse, insbesondere in wichtigen Lebenssituationen. Pro-und-Contra-Listen führen hier meist nicht weiter, deshalb gibt das Buch neben konkreten Hinweisen, Tipps und Selbst-Checks ausführliche Einblicke in die Hintergründe von Entscheidungsfindungen.

Wie beeinflussen Werte, frühe Prägungen und gerade vorherrschende Gefühle unsere Entscheidungen? Inwiefern ist das Belohnungssystem daran beteiligt, was wir gerade für das Beste halten? Je klarer wir diese Komponenten für uns einordnen können, so die Erfahrung des Autors aus 25-jähriger Beratungstätigkeit, desto erfolgreicher treffen wir unsere Entscheidungen.

Thomas Bergner,

Dr. med., ist Facharzt und seit über 25 Jahren als Berater für Führungskräfte tätig. Seine Hauptgebiete sind dabei die Vermeidung von Burnout, Lösungen für Überlastungssituationen und effektives Change-Management sowie das Consulting im Non-Profit-Bereich. Er hat zahlreiche Bücher und andere Fachpublikationen veröffentlicht und ist als Keynote Speaker sowie Trainer für große, internationale und mittelständische Unternehmen tätig.

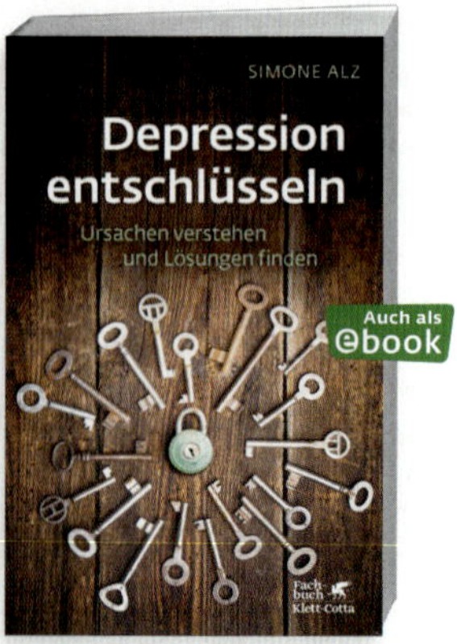

Simone Alz

Depression entschlüsseln

Ursachen verstehen und Lösungen finden

266 Seiten, broschiert
€ 27,– (D). ISBN 978-3-608-98657-0
Erscheint am 19. März 2022

Wieder Hoffnung schöpfen, sich mit dem Leben neu verbinden

Depression hat viele Gesichter. Zahlreiche Ursachen und Auslöser sind möglich, die von Betroffenen und auch von Fachleuten kaum zu überblicken sind. Im Dschungel der therapeutischen Diagnosen und Behandlungsangebote gibt das Buch einen umfassenden Überblick und hilft dabei, Symptome besser zu verstehen, individuelle Ursachen und Zusammenhänge herauszufinden und, darauf basierend, eine geeignete Behandlung ins Auge zu fassen.

Orientierung gibt das von der Autorin entwickelte Modell der »Depressions-Pyramide«, das physische, psychische, soziale und spirituelle Ursachen nach dem aktuellen wissenschaftlichen Kenntnisstand erklärt und mit Fragen zur Selbsteinschätzung verknüpft. Aussagekräftige Fallbeispiele sorgen für Anschaulichkeit und Lebensnähe. Nicht zuletzt ist das Buch Mutmacher für alle, die das Licht am Ende des Tunnels gerade nicht sehen.

Simone Alz

ist Diplom-Psychologin und Coach. Nach Karrierestationen in einer renommierten Unternehmensberatung, bei den Vereinten Nationen und in der freien Wirtschaft arbeitet sie heute selbständig als Coach für Top-Manager und Team-, Persönlichkeits- und Bewusstseinsentwicklung.

Ulrike Balke-Holzberger,
Britta Warmuth
Shake it!
Zittern für den Lernerfolg

ca. 224 Seiten, broschiert
Mit Download-Material
ca. € 25,– (D). ISBN 978-3-608-98090-5
Erscheint am 13. April 2022

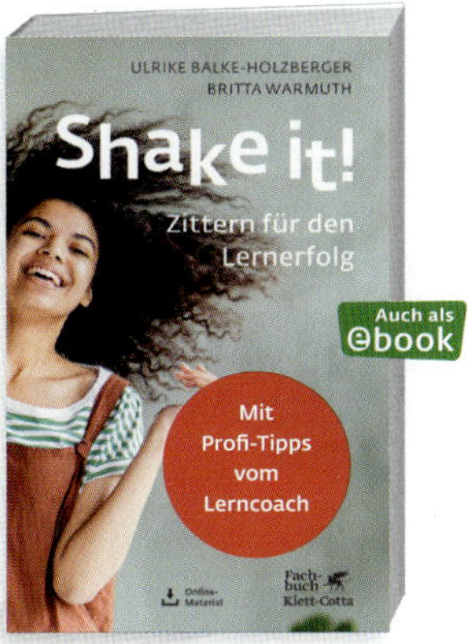

Lernblockaden lösen – Wie Zittern das Hirn frei macht!

Lernstress lähmt, Prüfungsangst blockiert, negative Lernerfahrungen bremsen – hier hilft das unmittelbar umsetzbare Selbsthilfeprogramm für alle Lernlagen. Mit der innovativen und einfach anzuwendenden Entspannungsmethode »Faszien-Stress-Release« kommen Lernende sofort in einen offenen, entspannten und lernfähigen Zustand. Ist der Körper entspannt, ist auch das Gehirn entspannt, und nur ein entspanntes Gehirn ist auch ein aufnahmefähiges Gehirn.

Dieser hilfreiche Lernbegleiter zeigt Ressourcen und Strategien auf, wie lebenslanges Lernen nachhaltig verbessert werden kann. Er nimmt die Lernenden mit auf eine Reise zu zehn Lerninseln und gibt wertvolle Tipps zu Zeitmanagement, Lernorganisation und Prüfungsvorbereitung. So kommt jeder in den Lernflow!

Ulrike Balke-Holzberger, examinierte Kinderkrankenschwester, Sozialpsychologin und Soziologin M.A. Sie arbeitet als systemische Familientherapeutin und Coach in eigener Praxis in Hannover und ist als Organisationsberaterin im betrieblichen Gesundheitsmanagement tätig. Sie ist Gründerin der Faszien-Stress-Release-Arbeit.

Britta Warmuth, Lerncoach, Lehrtrainer (DVNLP), Lehrerin und Journalistin, ist Expertin für hirngerechtes Lernen mit Leidenschaft und Struktur. Sie ist Inhaberin der Lerninsel Berlin und bietet dort Lerncoaching für alle Altersstufen sowie zertifizierte Ausbildungen zum Lerncoach und Lehrerfortbildungen an.

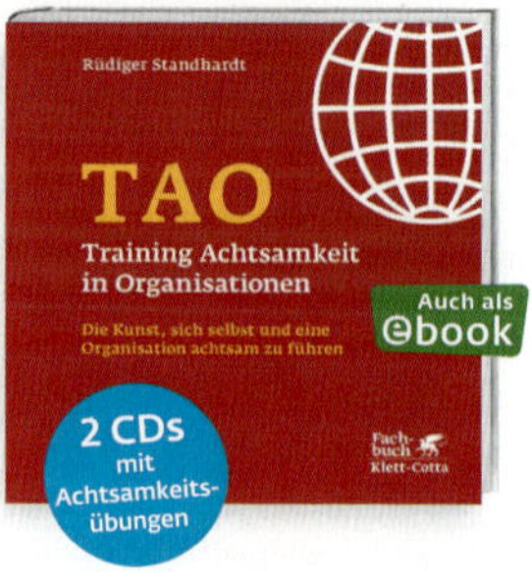

Rüdiger Standhardt

TAO – Training Achtsamkeit in Organisationen

Die Kunst, sich selbst und eine Organisation achtsam zu führen

312 Seiten, gebunden
Mit 2 Hör-CDs
€ 30,– (D). ISBN 978-3-608-98483-5

Achtsamkeit – Die Antwort auf die aktuellen Herausforderungen in der Arbeitswelt

Immer mehr Menschen leiden unter Unsicherheit, Arbeitsverdichtung und der enormen Veränderungsgeschwindigkeit. Klar ist auch: Die individuellen und kollektiven Herausforderungen werden weiter zunehmen! Daher sind wirksame Gegenpole umso wichtiger. Hierzu gehören Innehalten, Entschleunigung, Bewusstheit und Stille.

Die Einübung der Achtsamkeit für den beruflichen Alltag ist ein Weg der Persönlichkeitsentwicklung und zugleich noch viel mehr: ein innovativer Ansatz der achtsamen Kommunikations-, Führungskräfte- und Organisationsentwicklung. Vor dem Hintergrund der globalen Krise ist die Zeit reif für einen echten Wandel in der Arbeitswelt, ein Umdenken in der Organisationsführung und eine Vision für ein achtsames Miteinander.

Rüdiger Standhardt,

Dipl.-Pädagoge, Coach, Trainer für Persönlichkeits- und Organisationsentwicklung sowie Autor zahlreicher Buchveröffentlichungen und Artikel. Seit 2017 Institutsleiter des Forum Achtsamkeit – Institut für Ausbildung, Training und Coaching. Er praktiziert seit 1979 Meditation, hat seit 1998 über 65 Achtsamkeitsausbildungen geleitet, über tausend Menschen in achtsamkeitsbasierten Verfahren ausgebildet und ist Leiter der TAO-Ausbildung.

www.klett-cotta.de/fachbuch

Gudrun Görlitz, Nadine Bachetzky
Selbsthilfe bei Ängsten

224 Seiten, broschiert
€ 20,– (D). ISBN 978-3-608-86131-0
Erscheint am 19. März 2022

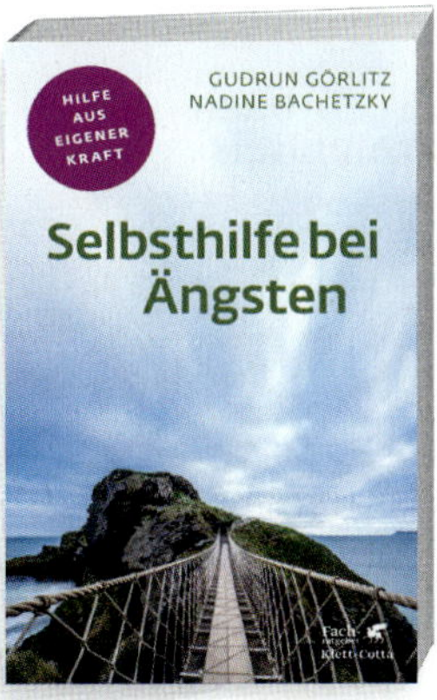

Bevor die Angst alles bestimmt: Selbsthilfe Schritt für Schritt

Konfrontation statt Vermeidung ist der Schlüssel zur Bewältigung ganz unterschiedlicher Ängste. Dieses verhaltenstherapeutische Prinzip zieht sich durch das gesamte Selbsthilfebuch, das Betroffene darin unterstützt, ihre übersteigerten Ängste besser kennenzulernen, sich ihnen Schritt für Schritt zu stellen und sie schließlich zu überwinden. Leser und Leserinnen profitieren von der langjährigen Erfahrung der Autorinnen im psychotherapeutischen Umgang mit Ängsten aller Art: Phobien, Panikstörungen, generalisierten Angststörungen u.v.m. Mit vielen Übungen, Anleitungen, Selbst-Checks sowie Informationen und anschaulichen Fallgeschichten macht das Buch Mut, sich den eigenen Ängsten zu stellen. Hinweise, wann doch besser eine Psychotherapie helfen könnte, sind ebenso enthalten wie Empfehlungen für Angehörige.

Gudrun Görlitz, Diplom-Psychologin, arbeitete als Psychologische Psychotherapeutin (Verhaltenstherapie) für Kinder, Jugendliche und Erwachsene in einer Praxisgemeinschaft in Augsburg; Tätigkeit in Weiterbildung und Supervision sowie zahlreiche Buchveröffentlichungen.

Nadine Bachetzky, Dr., Diplom-Psychologin, ist Psychologische Psychotherapeutin (Verhaltenstherapie) für Erwachsene und arbeitet in einer Praxisgemeinschaft in Augsburg.

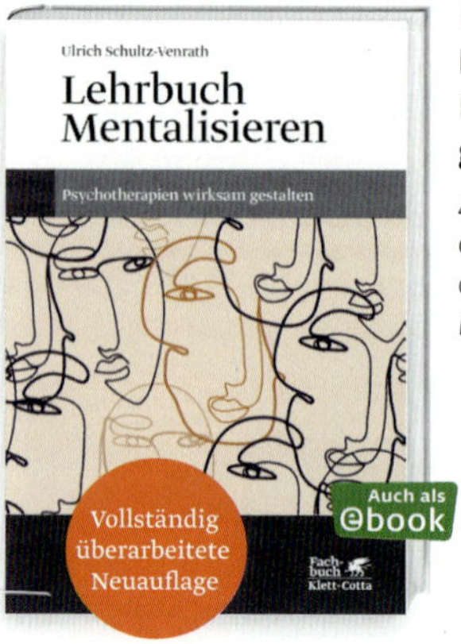

Ulrich Schultz-Venrath
Lehrbuch Mentalisieren
Psychotherapien wirksam gestalten

4., vollständig überarbeitete Neuauflage
ca. 464 Seiten, gebunden
ca. € 55,– (D). ISBN 978-3-608-98146-9
Erscheint am 19. März 2022

Mentalisieren – das Erfolgskonzept in der Psychotherapie

Dieses bewährte Lehrbuch vermittelt die theoretischen und praktischen Grundlagen des Mentalisierungskonzepts. Mentalisieren erweist sich für die Behandlung von Patientinnen und Patienten mit psychischen und psychosomatischen Störungen über verschiedene Schulrichtungen hinweg als äußerst hilfreiches Hilfsmittel der erfolgreichen Gestaltung therapeutischer Prozesse. Der Autor stellt das Mentalisierungsmodell dar und erläutert es mit Hilfe aktueller psychoanalytischer, neurowissenschaftlicher und neuro-psychiatrischer Konzepte, Daten und Befunde. Auf dieser Grundlage werden praktisch-klinische Anwendungen beschrieben.

Die vollständig überarbeitete Neuauflage beschreibt den neuesten Stand der Bindungstheorie einschließlich der Entwicklung epistemischen Vertrauens und die Erweiterung der prämentalistischen Modi um den Körpermodus.

Ulrich Schultz-Venrath,

Prof. Dr. med., ist Arzt für Psychosomatik und Psychotherapie (DGPM) und Nervenheilkunde (DGN), Psychoanalytiker (DPV, DGPT, IPA) und Gruppenlehranalytiker (D3G, EFPP, GASI) in eigener Praxis in Köln. Er ist Professor für Psychosomatik an der Universität Witten / Herdecke und war Chefarzt der Klinik für Psychiatrie, Psychotherapie und Psychosomatik des EVK Bergisch Gladbach.

www.klett-cotta.de/fachbuch

Karl Heinz Brisch (Hrsg.)
Kindliche Entwicklung zwischen Ur-Angst und Ur-Vertrauen

ca. 208 Seiten, broschiert
ca. € 30,– (D). ISBN 978-3-608-98434-7
Erscheint am 21. Mai 2022

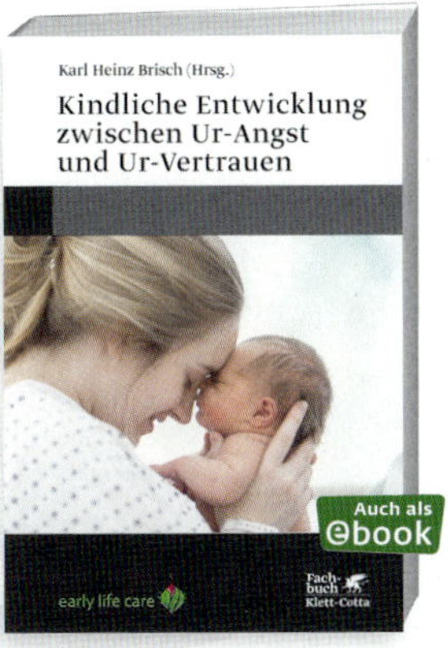

Eltern und Kinder mit Ängsten begleiten

Dieses Buch trägt zu einem vertieften Verständnis der Entstehung und der Bedeutung von Vertrauen und Ängsten in jungen Familien vor und nach der Geburt bei und zeigt Präventions- und Interventionsmöglichkeiten auf. Die einzelnen Beiträge des Buches werfen einen intensiven Blick auf angstvolle Situationen und zeigen Wege auf, wie Ur-Vertrauen hergestellt, das Entstehen von Ängsten verhindert oder bestehende Ängste bewältigt werden können. Es wird geschildert, wie trotz stark angstbesetzter Ausgangsbedingungen eine positive Entwicklung eines Kindes ermöglicht wird und langfristige Angstprobleme durch frühzeitige Prävention verhindert werden.

Karl Heinz Brisch,

Univ.-Prof. Dr. med. habil., gilt als der führende Bindungsexperte im deutschsprachigen Raum und ist Vorstand des weltweit ersten Lehrstuhls für Early Life Care und Leiter des gleichnamigen Forschungsinstituts an der Paracelsus Medizinischen Privatuniversität (PMU) in Salzburg.

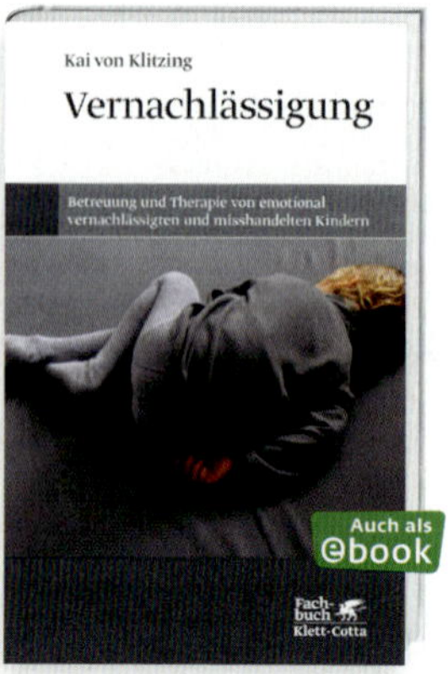

Kai von Klitzing
Vernachlässigung
Betreuung und Therapie von emotional vernachlässigten und misshandelten Kindern

ca. 256 Seiten, gebunden
ca. € 32,– (D). ISBN 978-3-608-98089-9
Erscheint am 18. Juni 2022

Was vernachlässigten Kindern und Jugendlichen hilft

Im Gegensatz zu körperlichen und sexuellen Übergriffen auf Kinder steht die weit verbreitete Kindesvernachlässigung kaum im Fokus öffentlicher Wahrnehmung. Dabei erleben mehr als 10 Prozent aller Menschen in ihrer Kindheit Vernachlässigungen und emotionale Misshandlung. Derartige Erfahrungen in der Kindheit gehören zu den wesentlichsten Risikofaktoren für das Auftreten vieler psychischer und körperlicher Erkrankungen im späteren Leben.

Das Buch gibt einen umfassenden Überblick über Definition, Häufigkeit, Ursachen und Folgen von Vernachlässigung und emotionaler Kindesmisshandlung. Praxisnahe Fallbeispiele und wissenschaftliche Befunde ermöglichen ein psychoanalytisches Verständnis der Innenwelt vernachlässigter Kinder.

Kai von Klitzing
ist Arzt und Psychoanalytiker für Kinder, Jugendliche und Erwachsene und Professor für Kinder- und Jugendpsychiatrie an der Universität Leipzig. Er ist Mitglied der Schweizerischen Gesellschaft für Psychoanalyse / IPV, Lehranalytiker der Deutschen Psychoanalytischen Vereinigung (DPV) sowie Mitherausgeber der Zeitschriften »Kinderanalyse« und »Infant Mental Health Journal«.

Peter Zimmermann
Trauma und moralische Konflikte
Einführung und Manual für die präventive und therapeutische Arbeit mit Einsatzkräften

Reihe »Traumafolgestörungen – vorbeugen, behandeln und rehabilitieren«
240 Seiten, gebunden
€ 32,– (D). ISBN 978-3-608-96475-2

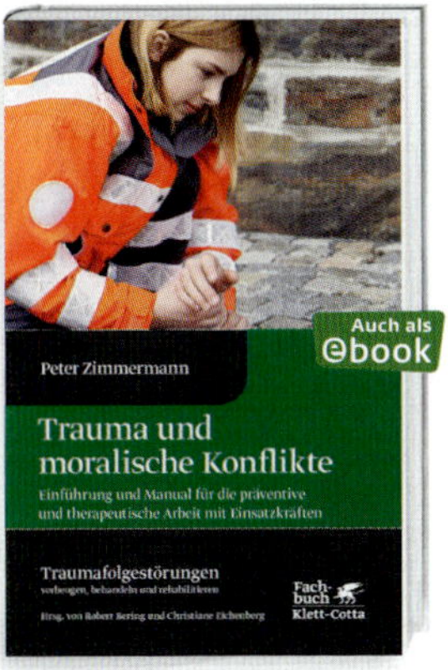

Wenn professionelle Helfer Hilfe brauchen

Einsatzkräfte sind bei der Ausübung ihres Dienstes für die Gemeinschaft angesichts immer komplexer werdender Schadenslagen vielfältigen psychosozialen Stressoren ausgesetzt. Neben den klassischen traumawertigen Situationen sind dabei in den letzten Jahren auch vermehrt ethisch relevante Konfliktfelder in den Fokus gerückt. Reflektionen über Sinnfragen oder Wertorientierungen, aber auch über Entscheidungen mit einer moralischen Dimension spielen bei der Verarbeitung von Einsätzen eine zunehmende Rolle. Sie haben dabei das Potenzial, erhebliche Veränderungen von Wertesystemen und auch psychisch relevantes Leid, wie z. B. Zorn, Schuldgefühle und Scham nach moralischen Verletzungen, hervorzurufen.

»Trauma und moralische Konflikte« ist der erste Band der neuen Klett-Cotta Fachbuch-Reihe zum Thema Psychotraumatologie »Traumafolgestörungen«.

Peter Zimmermann,

Prof. Dr. med., ist Facharzt für Psychiatrie und Psychotherapie, Traumatherapeut und Gruppenanalytiker. Er leitet das Psychotraumazentrum der Bundeswehr und lehrt an der Charité in Berlin.

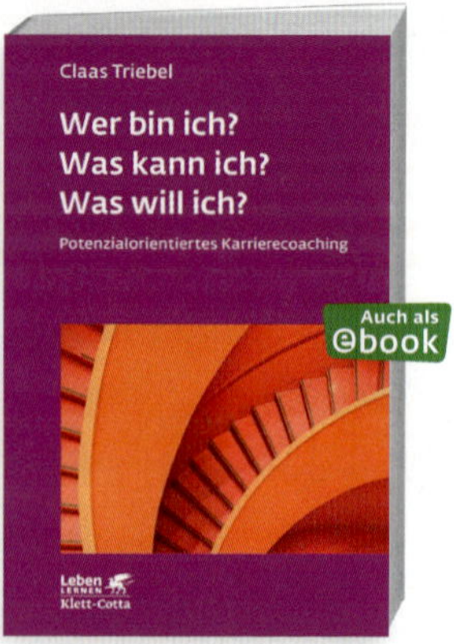

Claas Triebel

Wer bin ich? Was kann ich? Was will ich?

Potenzialorientiertes Karrierecoaching

Leben Lernen 333
176 Seiten, broschiert
€ 25,– (D). ISBN 978-3-608-89279-6
Erscheint am 13. April 2022

Der Praxisleitfaden für Karrierecoaching

Das Konzept vom Beruf fürs Leben ist ein Auslaufmodell. Die Arbeitswelt verändert sich in atemberaubendem Tempo – und mit ihr die Anpassungsforderungen an die Berufstätigen. Umso wichtiger wird es für die Lebenszufriedenheit jedes Einzelnen, die eigenen Kompetenzen in vollem Umfang zu kennen und gezielt zur beruflichen Weiterentwicklung einzusetzen. Coaches und psychologische Berater erhalten mit diesem Buch ein durch und durch anwendungsbezogenes und gut strukturiertes »Handwerkszeug«, um Menschen in ihrer kompetenz- und potentialorientierten Karriereplanung zu unterstützen. Das Konzept mit dem Herzstück der »Kompetenzenbilanz«, das bereits seit vielen Jahren erfolgreich eingesetzt wird, vermittelt eine praxisbezogene Orientierungshilfe für Laufbahnübergänge wie Ausbildungs- und Berufswahl, Wiedereinstieg oder Neuorientierung.

Prof. Dr. Claas Triebel,

Dipl.-Psych., als Professor für Kompetenzentwicklung und Coaching an einer Hochschule und in der Aus- und Weiterbildung im Bereich Karrierecoaching tätig; er entwickelte die vielfach angewandte »Kompetenzenbilanz«, er berät zudem Startups, Firmen und Institutionen. Er lebt mit seiner Familie in Gräfelfing bei München

Waltraut Barnowski-Geiser

Krankheitsscham – die verborgene Emotion

Erkennen, verstehen, helfen

Leben Lernen 330
196 Seiten, broschiert
€ 27,– (D). ISBN 978-3-608-89278-9
Erscheint am 19. März 2022

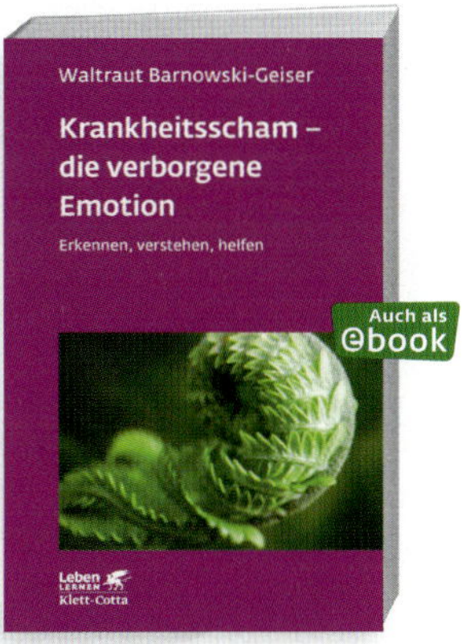

Den Teufelskreis der Scham durchbrechen

Die Angst, stigmatisiert, ausgegrenzt und als Last angesehen zu werden oder in existentielle Probleme zu geraten, kann schwer erkrankte Menschen zusätzlich enorm belasten. Krankheitsscham wird dann nicht selten zum verborgenen Begleiter. Schambesetzte Themen kommen aber auch in der Psychotherapie oder ärztlichen Sprechstunde meist nicht offen zur Sprache, mit durchweg negativen Konsequenzen für den Behandlungserfolg. Anhand vieler Beispiele aus der Praxis sensibilisiert das Buch für dieses verdrängte Thema, zeigt, wie es im therapeutischen Setting erkannt und aus der Tabuzone geholt werden kann. Das Hauptaugenmerk liegt auf den zahlreichen praktischen Interventionsmöglichkeiten aus verschiedenen Therapierichtungen, die eine Neubewertung, Verhaltensänderung und verändertes Erleben bei den Betroffenen unterstützen.

Waltraut Barnowski-Geiser,

Dr. sc. mus., ist Musiktherapeutin und Heilpraktikerin für Psychotherapie. Langjährige Erfahrung als Lehrende und Therapeutin an Schulen, Hochschulen und in therapeutischen Ausbildungsgängen, freie Praxis in Erkelenz.

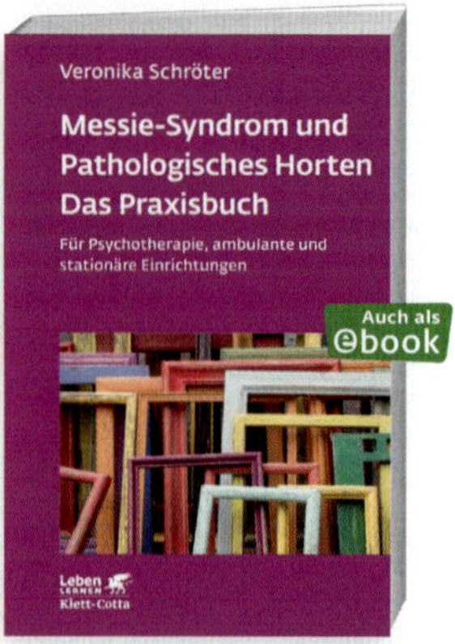

Veronika Schröter
Messie-Syndrom und Pathologisches Horten – Das Praxisbuch
Für Psychotherapie, ambulante und stationäre Einrichtungen

Leben Lernen 332
308 Seiten, broschiert
€ 32,– (D). ISBN 978-3-608-89280-2

Das Praxisbuch für Messie-Berater

Auch von Fachleuten wird oft übersehen, dass das Verhalten von Messies durch psychische Störungen ausgelöst wird. Messies können sich nicht »endlich mal zusammenreißen« und ihre Wohnung entmüllen. Die Autorin, führende Messie-Expertin im deutschsprachigen Raum, erklärt in diesem Buch anschaulich, wie sich die verschiedenen Ausprägungen: Vermüllung, Verwahrlosung und das als neue Diagnose aufgenommene »Pathologische Horten« voneinander unterscheiden und welche Grunderkrankungen jeweils zugrunde liegen. Diese differenzierte Betrachtung ist die Basis einer erfolgreichen Begleitung und Therapie, die hier in allen psychologischen und betreuerischen Aspekten dargestellt wird. Psychologische Fachkräfte und Helfer können sich so an klaren Konzepten und professionellen Standards orientieren und Schritt für Schritt gesichert vorgehen.

Veronika Schröter,

Messie-Expertin mit selbst entwickeltem Ansatz: identitätsbildende integrative Messie-Therapie; Heilpraktikerin für Psychotherapie und weitere therapeutische Ausbildungen; Mitarbeiterin am Psychologischen Institut der Universität Freiburg zur Erforschung des Messie-Syndroms; in dem von ihr gegründeten Messie-Kompetenzzentrum in Stuttgart bildet sie qualifizierte, zertifizierte Messie-Fachkräfte nach Veronika Schröter© aus.

www.klett-cotta.de/fachbuch

Stefan Hammel

Hypnosystemische Therapie

Das Handbuch für die Praxis

Leben Lernen 331
ca. 288 Seiten, broschiert
ca. € 30,– (D). ISBN 978-3-608-89198-0
Erscheint am 21. Mai 2022

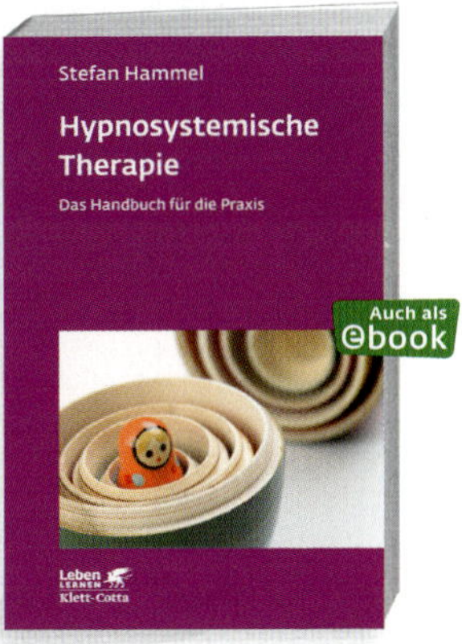

Das Grundlagenbuch zum hypnosystemischen Arbeiten

Seit über 25 Jahren bereichern Methoden der Hypnosystemischen Therapie die psychologische Beratung höchst erfolgreich. Erstmals wird nun ein Einführungsbuch und Grundlagenwerk für alle, die diesen kreativen Ansatz in ihr Angebot integrieren wollen, vorliegen. Stefan Hammel geht auf die Grundannahmen und therapeutischen Strategien ein und vermittelt die therapeutischen Tools praxisnah und an vielen Beispielen. Elemente der Systemischen Therapie, der Hypnotherapie nach Milton Erickson und der Teile- bzw. Aufstellungsarbeit verbinden sich zu einer eigenständigen, neuen Herangehensweise. Die Wahrnehmungen und Deutungen der Klienten werden dabei gleichsam als Film betrachtet, der schrittweise angepasst wird, bis ein stimmiges Kompetenzerleben und Verhalten entsteht, das in der Therapie oder Beratung weiter gefestigt wird.

Stefan Hammel

ist Systemischer Therapeut und Hypnotherapeut; er leitet das Institut für Hypnosystemische Beratung in Kaiserslautern und ist als Referent von hypno- und systemtherapeutischen Ausbildungsinstituten in Deutschland, Österreich und der Schweiz tätig.

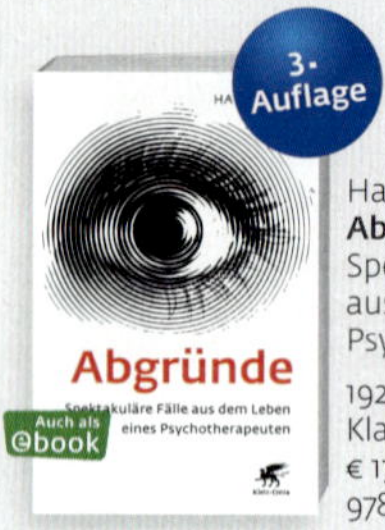

Hans Hopf
Abgründe
Spektakuläre Fälle aus dem Leben eines Psychotherapeuten

192 Seiten, Klappenbroschur
€ 17,– (D)
978-3-608-98333-3

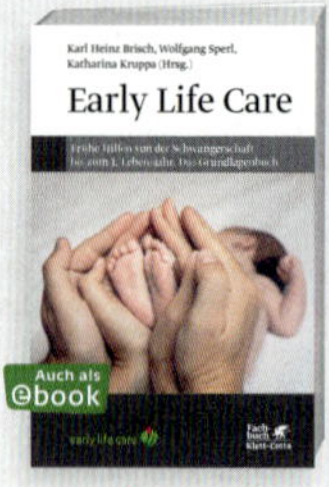

Brisch, Sperl, Kruppa (Hrsg.)
Early Life Care
Frühe Hilfen von der Schwangerschaft bis zum 1. Lebensjahr. Das Grundlagenbuch

217 Seiten, broschiert
€ 29,– (D)
978-3-608-98186-5

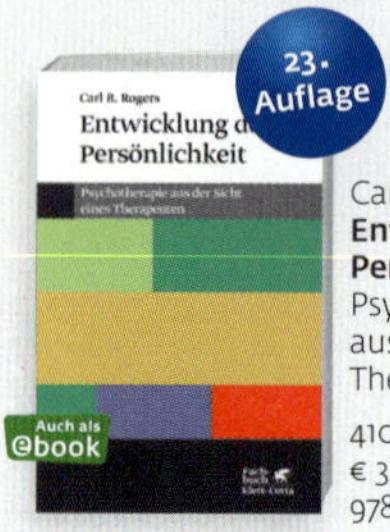

Carl R. Rogers
Entwicklung der Persönlichkeit
Psychotherapie aus der Sicht eines Therapeuten

410 Seiten, broschiert
€ 35,– (D)
978-3-608-96417-2

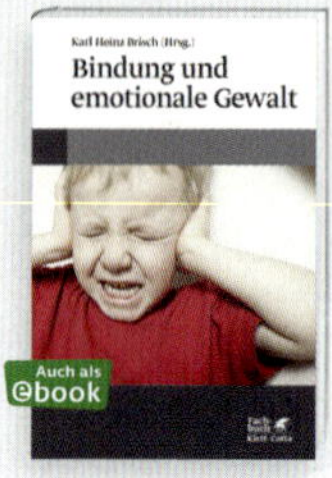

Karl Heinz Brisch (Hrsg.)
Bindung und emotionale Gewalt

309 Seiten, gebunden mit Schutzumschlag
€ 40,– (D)
978-3-608-96154-6

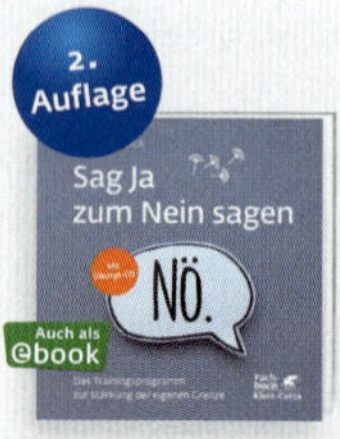

Klaus Blaser
Sag Ja zum Nein sagen
Das Trainingsprogramm zur Stärkung der eigenen Grenze

240 Seiten, gebunden
€ 25,– (D)
978-3-608-98324-1

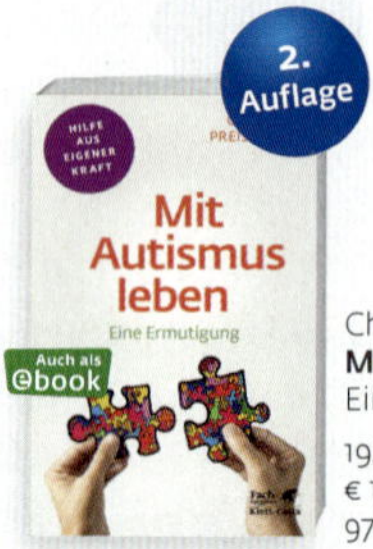

Christine Preißmann
Mit Autismus leben
Eine Ermutigung

192 Seiten, broschiert
€ 19,– (D)
978-3-608-86127-3

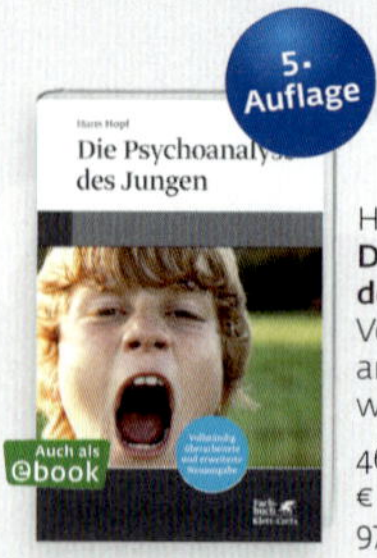

Hans Hopf
Die Psychoanalyse des Jungen
Vollständig überarbeitete und erweiterte Neuauflage

464 Seiten, gebunden
€ 50,– (D)
978-3-608-98325-8

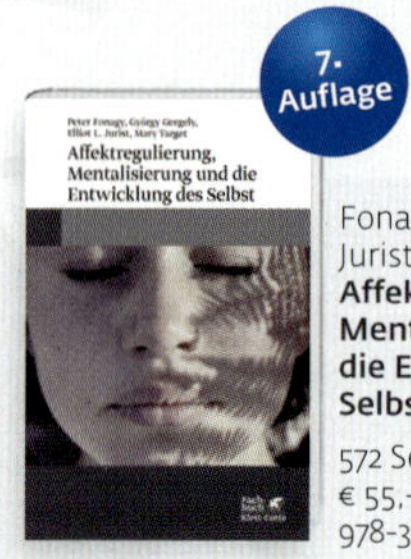

Fonagy, Gergely, Jurist, Target
Affektregulierung, Mentalisierung und die Entwicklung des Selbst

572 Seiten, gebunden
€ 55,– (D)
978-3-608-96271-0

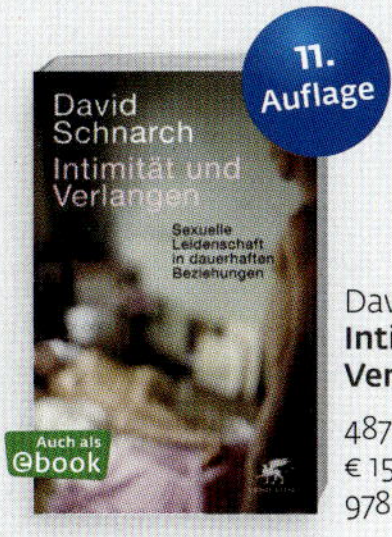

David Schnarch
Intimität und Verlangen
487 Seiten, broschiert
€ 15,– (D)
978-3-608-94798-4

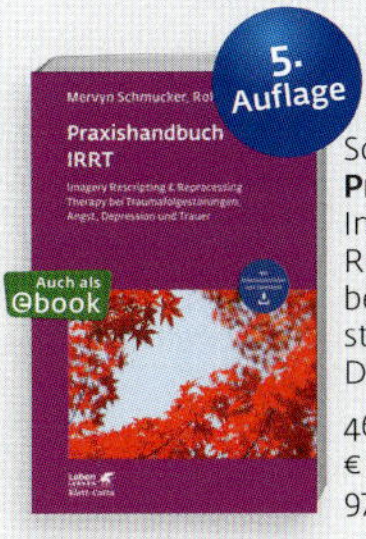

Schmucker, Köster
Praxishandbuch IRRT
Imagery Rescripting & Reprocessing Therapy bei Traumafolgestörungen, Angst, Depression und Trauer
460 Seiten, broschiert
€ 45,– (D)
978-3-608-89216-1

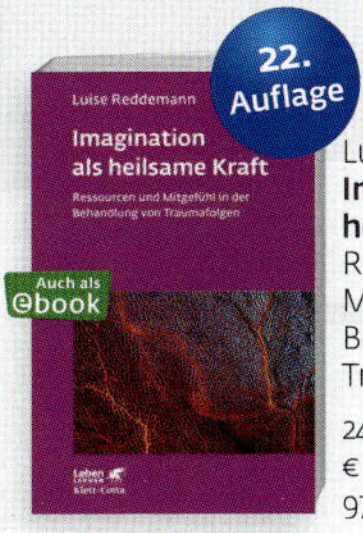

Luise Reddemann
Imagination als heilsame Kraft
Ressourcen und Mitgefühl in der Behandlung von Traumafolgen
246 Seiten, broschiert
€ 28,– (D)
978-3-608-89178-2

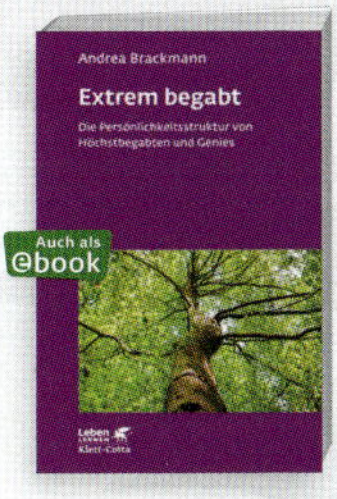

Andrea Brackmann
Extrem begabt
Die Persönlichkeitsstruktur von Höchstbegabten und Genies
281 Seiten, broschiert
€ 28,– (D)
978-3-608-89258-1

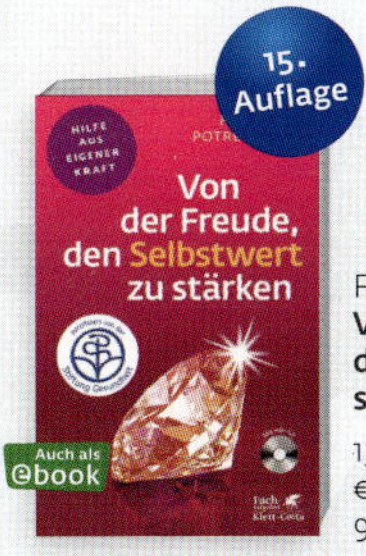

Friederike Potreck
Von der Freude, den Selbstwert zu stärken
130 Seiten, broschiert
€ 18,– (D)
978-3-608-86047-4

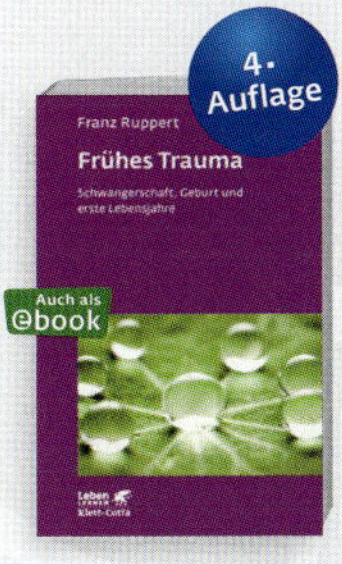

Franz Ruppert
Frühes Trauma
Schwangerschaft, Geburt und erste Lebensjahre
309 Seiten, broschiert
€ 33,– (D)
978-3-608-89251-2

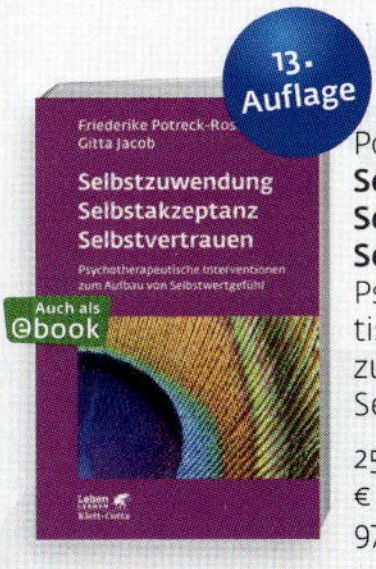

Potreck, Jacob
Selbstzuwendung, Selbstakzeptanz, Selbstvertrauen
Psychotherapeutische Interventionen zum Aufbau von Selbstwertgefühl
256 Seiten, broschiert
€ 28,– (D)
978-3-608-89194-2

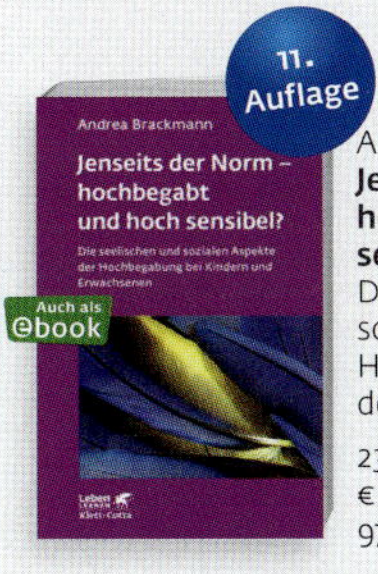

Andrea Brackmann
Jenseits der Norm – hochbegabt und hoch sensibel?
Die seelischen und sozialen Aspekte der Hochbegabung bei Kindern und Erwachsenen
236 Seiten, broschiert
€ 25,– (D)
978-3-608-89208-6

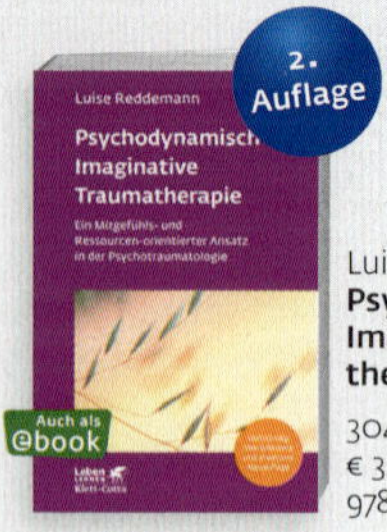

Luise Reddemann
Psychodynamisch Imaginative Traumatherapie – PITT
304 Seiten, broschiert
€ 32,– (D)
978-3-608-89270-3

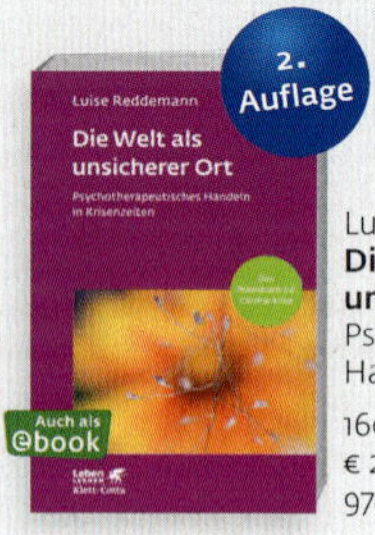

Luise Reddemann
Die Welt als unsicherer Ort
Psychotherapeutisches Handeln in Krisenzeiten
160 Seiten, broschiert
€ 24,– (D)
978-3-608-89277-2

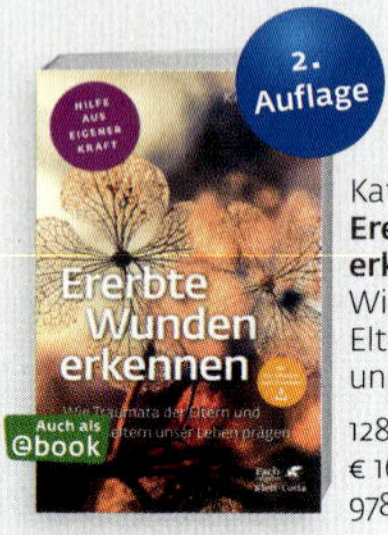

Katharina Drexler
Ererbte Wunden erkennen
Wie Traumata der Eltern und Großeltern unser Leben prägen
128 Seiten, broschiert
€ 16,– (D)
978-3-608-86129-7

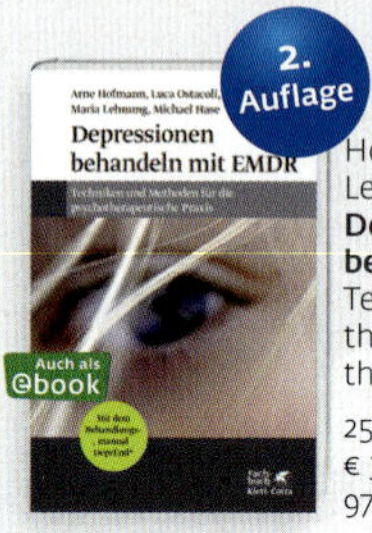

Hofmann, Ostacoli, Lehnung, Hase
Depressionen behandeln mit EMDR
Techniken und Methoden für die psychotherapeutische Praxis
256 Seiten, gebunden
€ 38,– (D)
978-3-608-98227-5

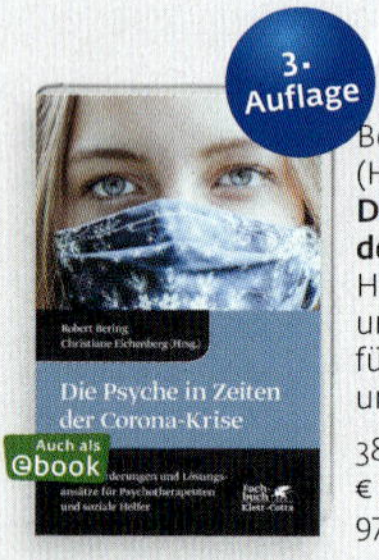

Bering, Eichenberg (Hrsg.)
Die Psyche in Zeiten der Corona-Krise
Herausforderungen und Lösungsansätze für Psychotherapeuten und soziale Helfer
384 Seiten, gebunden
€ 35,– (D)
978-3-608-98460-6

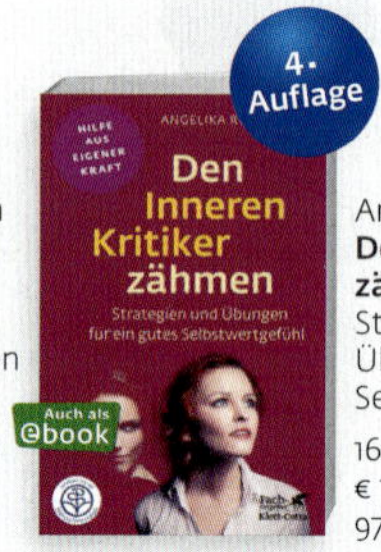

Angelika Rohwetter
Den Inneren Kritiker zähmen
Strategien und Übungen für ein gutes Selbstwertgefühl
160 Seiten, broschiert
€ 17,– (D)
978-3-608-86049-8

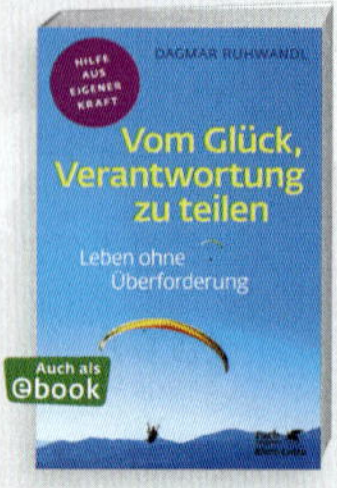

Dagmar Ruhwandl
Vom Glück, Verantwortung zu teilen
Leben ohne Überforderung
132 Seiten, broschiert
€ 17,– (D)
978-3-608-86123-5

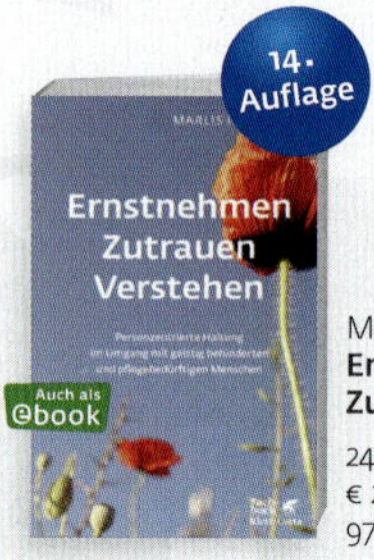

Marlis Pörtner
Ernstnehmen – Zutrauen – Verstehen
248 Seiten, broschiert
€ 25,– (D)
978-3-608-96166-9

www.klett-cotta.de/fachbuch

HIGHLIGHTS HERBST 2021

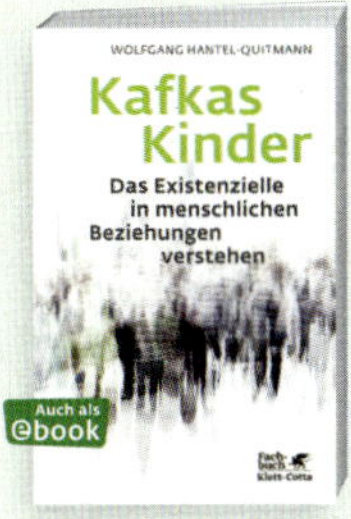

252 Seiten, broschiert
€ 25,– (D). 978-3-608-98410-1

Wolfgang Hantel-Quitmann
Kafkas Kinder
Das Existenzielle in menschlichen Beziehungen verstehen

Sind wir nicht alle ein bisschen Kafka?

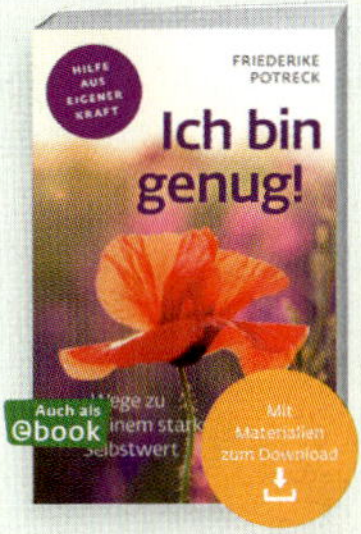

168 Seiten, broschiert
€ 17,– (D). 978-3-608-86140-2

Friederike Potreck
Ich bin genug!
Wege zu einem starken Selbstwert

Selbstwert stärken für Fortgeschrittene

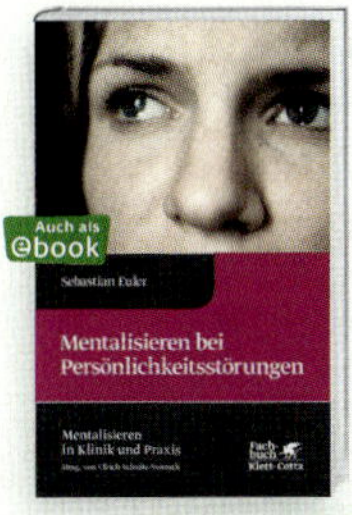

224 Seiten, gebunden
Mit Tabellen und ca. 6 SW-Abbildungen
€ 30,– (D). 978-3-608-96288-8

Sebastian Euler
Mentalisieren bei Persönlichkeitsstörungen
Reihe »Mentalisieren in Klinik und Praxis«

Persönlichkeitsstörungen erfolgreich mit MBT behandeln

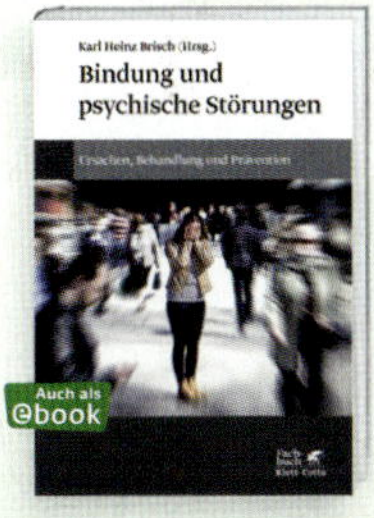

336 Seiten, gebunden mit Schutzumschlag
Mit ca. 10 Abbildungen
€ 40,– (D). 978-3-608-98435-4

Karl Heinz Brisch (Hrsg.)
Bindung und psychische Störungen
Ursachen, Behandlung und Prävention

Neueste Erkenntnisse aus der Bindungsforschung bei psychischen Störungen

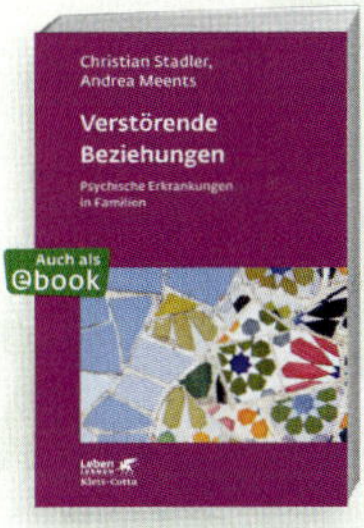

Leben Lernen 325
294 Seiten, broschiert
Mit Abbildungen
€ 30,– (D). 978-3-608-89263-5

Christian Stadler, Andrea Meents
Verstörende Beziehungen
Psychische Erkrankungen in Familien

Der Einfluss psychischer Störungen auf das Familiensystem

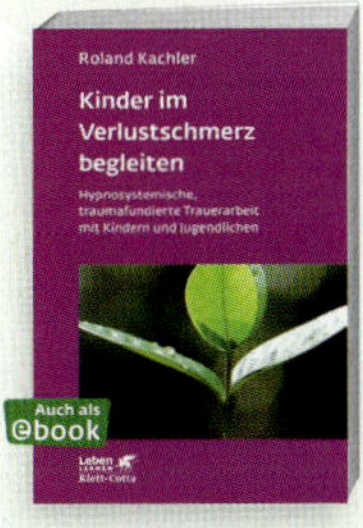

Leben Lernen 326
182 Seiten, broschiert
€ 25,– (D). 978-3-608-89271-0

Roland Kachler
Kinder im Verlustschmerz begleiten
Hypnosystemische, traumafundierte Trauerarbeit mit Kindern und Jugendlichen

Ein beziehungsorientierter und traumafundierter Traueransatz

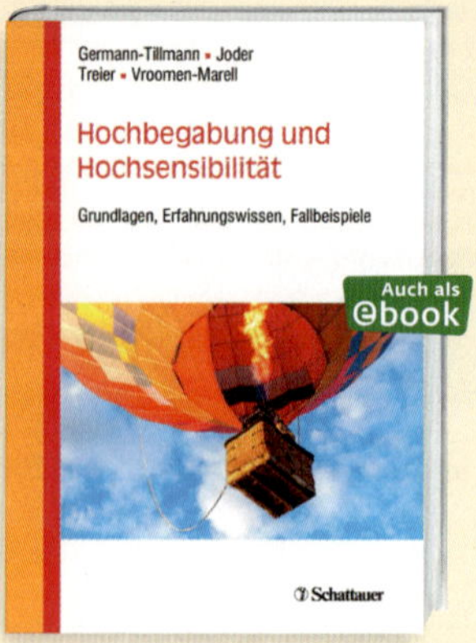

Theres Germann-Tillmann,
Karin Joder, René Treier,
Renée Vroomen-Marell (Hrsg.)

Hochbegabung und Hochsensibilität

Grundlagen, Erfahrungswissen, Fallbeispiele

286 Seiten, gebunden
Mit Tabellen und mehreren SW-Abbildungen
€ 35,– (D). ISBN 978-3-608-40089-2

Hochbegabung ist vielfältig! Das ABC des Lebens von hochbegabten und hochsensiblen Menschen

Sie fühlen sich oft »fehl am Platz«? Vielleicht konnte Ihnen auch eine Psychotherapie bisher nicht helfen? Oder Sie sind selbst TherapeutIn und Ihre PatientIn hat psychiatrische Diagnosen, Sie haben aber den Eindruck, etwas stimmt dabei nicht? Dieses Buch ist eine Entdeckungsreise, um hochbegabte Kinder, Jugendliche und insbesondere Erwachsene zu erkennen bzw. sich selbst zu erkennen. Die Beiträge werden Betroffenen und deren Bezugspersonen sowie therapeutischen Fachleuten die Augen öffnen und ein leichteres Leben ermöglichen. Auch das Zusammenleben von Hochbegabten und Normalbegabten kann mit diesen Erkenntnissen harmonischer gestaltet werden.

Theres Germann-Tillmann, freiberufliche Fachfrau für Tiergestützte Therapie / Pädagogik und Beratung.

Karin Joder, Dr. phil., Diplom-Psychologin und Master of Public Health.

René Treier, Dr. med., selbständiger Facharzt für Psychiatrie und Psychotherapie.

Renée Vroomen-Marell, eigene Praxis in den Niederlanden für Kinder und Jugendliche.

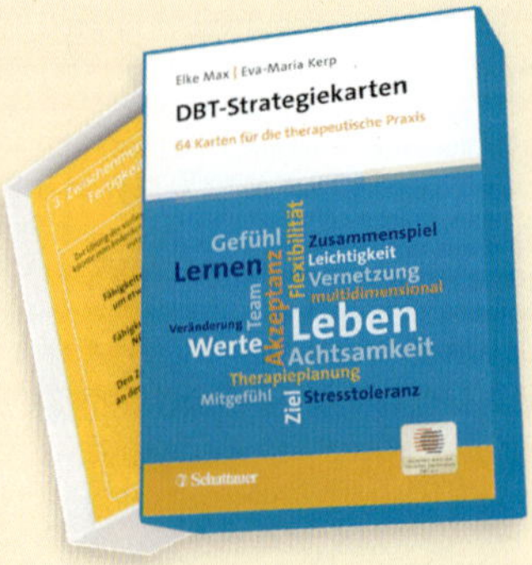

Elke Max, Eva-Maria Kerp
DBT-Strategiekarten
64 Karten für die therapeutische Praxis

ca. 64 Seiten, gebunden
Kartenset mit 64 Karten und Begleitheft
ca. € 30,– (D). ISBN 978-3-608-40087-8
Erscheint am 18. Juni 2022

Klarer Kopf und neue Inspiration für Supervision, Therapie und Fallbesprechung

In diesem Kartenset sind die wichtigsten DBT-Strategien für die Anwendung in unterschiedlichen Settings zusammengestellt. Neben den »klassischen« DBT-Skills bezieht es weitere wichtige DBT-Therapie-Instrumente ein, die die Voraussetzung für zielgenaue und differenzierte Skillsanwendung schaffen. Nur zusammen sichern sie Therapiefortschritt und den Weg zu einer besseren Lebensqualität.

Die Karten bringen Leichtigkeit und Struktur in die Auseinandersetzung mit den Strategien der DBT. Sie basieren auf den Grundlagenwerken von Martin Bohus. Voraussetzung zur Nutzung ist ein Grundstock an verhaltenstherapeutischem und DBT-Wissen.

Elke Max, Dr. med., Fachärztin für Psychiatrie und Psychotherapie, Fachärztin für Psychosomatische Medizin, systemische Supervisorin (RGST), niedergelassen in eigener Praxis für Psychotherapie und Supervision in Mönchengladbach, Trainerin und Supervisorin für DBT (DDBT).

Eva-Maria Kerp, psychologische Psychotherapeutin, DBT-Trainerin (DDBT). Niedergelassen in eigener Praxis in München und Dozentin an verschiedenen Ausbildungsinstituten. Mitorganisatorin des Borderline-Trialogs München.

Elisabeth Schramm, Nicola Thiel,
Nadine Zehender
Interpersonelle Psychotherapie in der Gruppe
Das Therapiemanual

2., ergänzte und aktualisierte Auflage
ca. 104 Seiten, broschiert
ca. € 25,– (D). ISBN 978-3-608-40140-0
Erscheint am 18. Juni 2022

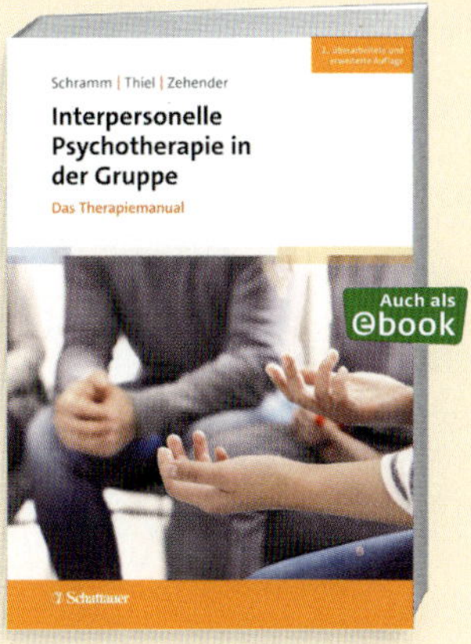

Praktische Anleitung für das Gruppensetting

Dieses Manual stellt – in der zweiten Auflage aktualisiert und ergänzt – übersichtlich dar, wie Sie die bewährte Methode der IPT optimal im Gruppensetting einsetzen können. Es führt Sie an Ihre Rolle als GruppenleiterIn heran und erläutert Sitzung für Sitzung, welche Inhalte vermittelt werden können. Hierzu erhalten Sie schriftliche Materialien zum Download bereitgestellt.

Der interpersonelle Ansatz lässt sich in einer Gruppe besonders praxisnah umsetzen. So erhalten PatientInnen in der Gruppentherapie nicht nur wichtige Informationen über depressive Störungen und deren Bewältigung, sondern sie können sich auch über ihre persönlichen Erfahrungen austauschen, voneinander lernen, sich gegenseitig unterstützen und Rückmeldung geben.

Elisabeth Schramm, Priv.-Doz. Dr. phil. Dipl.-Psych., klinische Psychologin und Psychotherapeutin, Sektionsleiterin Universitätsklinikum Freiburg, Abt. für Psychiatrie & Psychotherapie; Trainerin und Supervisorin für IPT und CBASP.

Nicola Thiel, Dr., psychologische Psychotherapeutin, IPT-Trainerin, Stationspsychologin am Freiburger Universitätsklinikum, Klinik für Psychiatrie & Psychotherapie Station Affektive Erkrankungen; eigene psychotherapeutische Praxis.

Nadine Zehender, M. Sc., klinische Psychologin in Weiterbildung KVT, wiss. Mitarbeiterin Universitätsklinikum Freiburg, Abt. für Psychiatrie & Psychotherapie; zertifizierte IPT- und CBASP-Therapeutin.

Schattauer

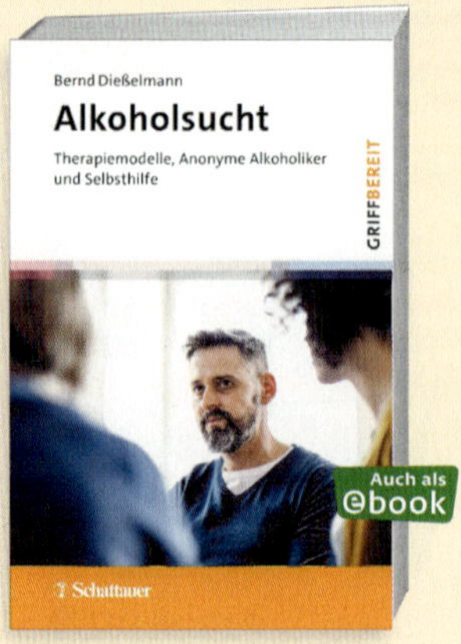

Bernd Dießelmann
Alkoholsucht
Therapiemodelle, Anonyme Alkoholiker und Selbsthilfe

Reihe *griff*bereit
ca. 304 Seiten, broschiert
ca. € 32,– (D). ISBN 978-3-608-40082-3
Erscheint am 18. Juni 2022

Der griffbereite Rundumblick über Wege aus der Sucht

Ihr Patient oder Ihre Patientin hat ein Alkoholproblem, aber Sie sind unsicher, welche Modelle der Selbsthilfe und der Suchttherapie es gibt? Ihr Gegenüber berichtet Ihnen von den Sitzungen bei den Anonymen Alkoholikern, Sie können den Schilderungen aber nicht folgen, da Sie deren Konzept nicht kennen? Sie werden gefragt, welche Einrichtungen Sie zusätzlich zur Therapie empfehlen können, Sie kennen die Angebote aber nur vom Hörensagen? Dann bietet Ihnen dieses Buch eine vollständige Übersicht und mehr noch: Sie verstehen, wie wichtig die Rolle der Selbsthilfe ist und warum sie wirkt. Sowohl im (teil-)stationären als auch im ambulanten Setting fehlt in der Suchttherapie/-beratung meist der Rundumblick. Dießelmann zeigt die möglichen Behandlungswege auf, in die Sie Ihren Patienten oder Ihre Patientin leiten können.

Bernd Dießelmann,

Dipl.-Soz.-Arb., Weiterbildung in Päd. Psychotherapie, Psychotherapie (HPG), 10 Jahre Erfahrung in der Ambulanten Rehabilitation in einer Fachambulanz für Suchtkranke, 20 Jahre Therapeutischer Leiter der Fachklinik für Rehabilitation Suchtkranker »Die Fähre« in Essen, Entwicklung therapievorbereitender Projekte und Nachsorgekonzepte, freiberufliche Tätigkeit für Supervision, Moderation und Beratung, ehrenamtliche Tätigkeit in verschiedenen Selbsthilfeprojekten und seit ca. 10 Jahren als nicht Alkoholabhängiger in beratender Funktion in verschieden Diensten der Anonymen Alkoholiker.

Jens Winkler
Suchttherapie inside
Erfahrungswissen für junge Therapeutinnen und Therapeuten

Reihe *griff*bereit
ca. 144 Seiten, broschiert
ca. € 28,– (D). ISBN 978-3-608-40085-4
Erscheint am 19. März 2022

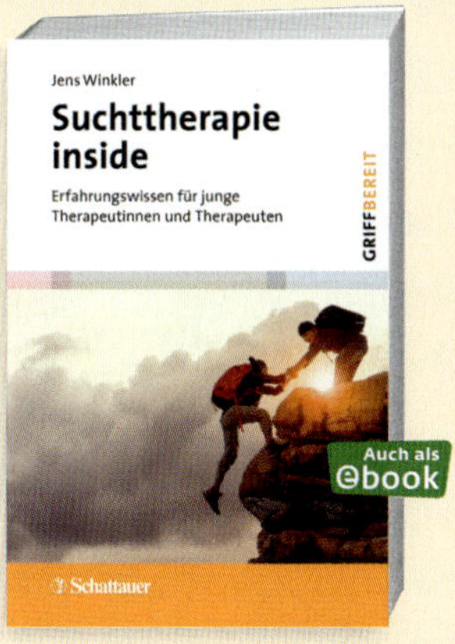

Wissen, das angehenden SuchttherapeutInnen wirklich hilft

Die Arbeit in der Suchttherapie ist anspruchsvoll. Sie bietet einige Besonderheiten, Herausforderungen und Fallstricke besonders für angehende TherapeutInnen in diesem Bereich. Der Psychotherapeut Jens Winkler beschreibt in diesem Buch genau das, was er gerne zu Beginn seiner Laufbahn gelesen hätte – aber nicht gefunden hat.

Nah am therapeutischen Alltag und den emotionalen Herausforderungen gibt dieses Buch eine griffbereite Orientierung, was Sie wissen sollten, wenn Sie mit Suchterkrankten arbeiten bzw. arbeiten wollen. Hierbei scheut sich der Autor nicht, klare Positionen zu beziehen und mit Ihnen seine Gefühle zu teilen. Ziel ist es, Vorurteile abzubauen, Berührungsängste zu lindern, schwierige Situationen und Gefühle einordnen zu können und die Kompetenz und Freude bei der Arbeit zu vergrößern.

Jens Winkler,

Psychologischer Psychotherapeut, Psychologe (M. Sc.), psychotherapeutische Arbeit im Einzel- und Gruppensetting in diversen Kliniken, zuletzt in der »führenden« Klinik für Alkohol- und Medikamentenabhängigkeit in der Schweiz (sowohl auf der Entzugs- als auch auf der Entwöhnungsabteilung) und ambulante Tätigkeit. Dozententätigkeit in der Universität (Methodenschwerpunkt), der Erwachsenenbildung (Psychologie und Gesprächsführung) und im Jung-Institut in Zürich.

Giovanni A. Fava

Nicht krank ist nicht gesund genug

Anleitung zum Wohlbefinden

Reihe Wissen & Leben
Mit einer Einführung von Wulf Bertram
120 Seiten, broschiert
€ 18,– (D). ISBN 978-3-608-40142-4

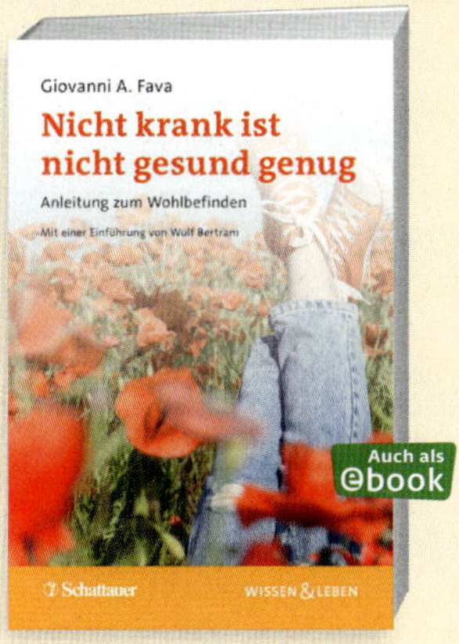

Geschichten vom Ankommen in einer gelasseneren Welt

Giovanni Fava, einer der renommiertesten und unkonventionellsten Psychiater unserer Zeit und Begründer der »Well Being Therapie« (WBT), gibt sich nicht damit zufrieden, Symptome abzuschaffen und »Normalzustände« wiederherzustellen. Psychische Störungen sind für ihn eine Gelegenheit, auf einen Zustand abzuzielen, den die Griechen Euthymie nannten: ein inneres Gleichgewicht in Verbindung mit einer ausgeglichenen Stimmungslage.

Und da Fava für sein Leben gern Geschichten erzählt, finden Sie in diesem Buch keine theoretischen Diskurse und akademischen Reflektionen, sondern lebendige Fälle aus seiner Sprechstunde. Dort handelt er mit seinen PatientInnen die Wege aus, die sie in Richtung eines stabileren, ausgeglicheneren Lebens leiten sollen.

Giovanni A. Fava

Prof. Dr. med., Psychiater und Psychotherapeut von internationaler Bekanntheit, ist der Entwickler der WBT und Professor an der Universià di Bologna. Herausgeber einer der meist zitierten Zeitschriften im Bereich Psychotherapie und Psychosomatik.

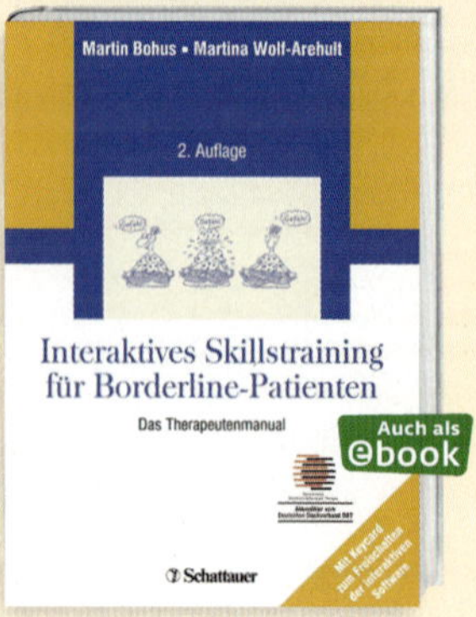

Wolf-Arehult, Bohus

Interaktives Skillstraining für Borderline-Patienten

Das Therapeutenmanual

Inklusive Keycard zur Programmfreischaltung – Akkreditiert vom Deutschen Dachverband DBT
3. Nachdruck 2021 der 2. Aufl. 2017
409 Seiten, gebunden
€ 72,– (D). ISBN 978-3-608-42827-8

Ideales Werkzeug im Bereich der DBT

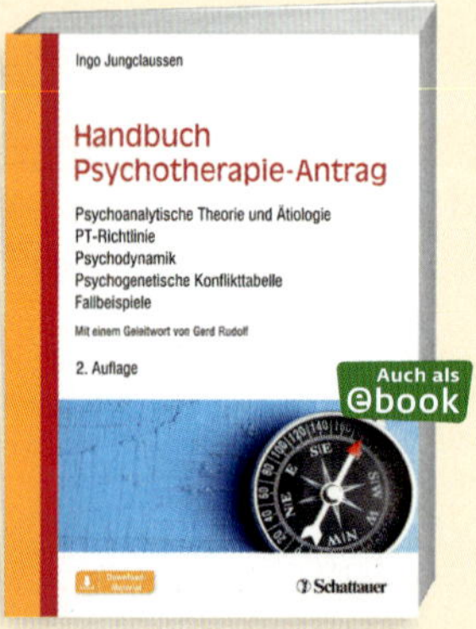

Ingo Jungclaussen

Handbuch Psychotherapie-Antrag

Psychoanalytische Theorie und Ätiologie – PT-Richtlinie – Psychodynamik – Psychogenetische Konflikttabelle – Fallbeispiele

Mit einem Geleitwort von Gerd Rudolf
2. Nachdruck 2021 der 2., aktualisierte und erweiterte Auflage 2018
562 Seiten, broschiert
€ 70,– (D). ISBN 978-3-608-43073-8

Ihr Kompass durch den Theorie- und Antragsdschungel – erweitert und neu aufgelegt!

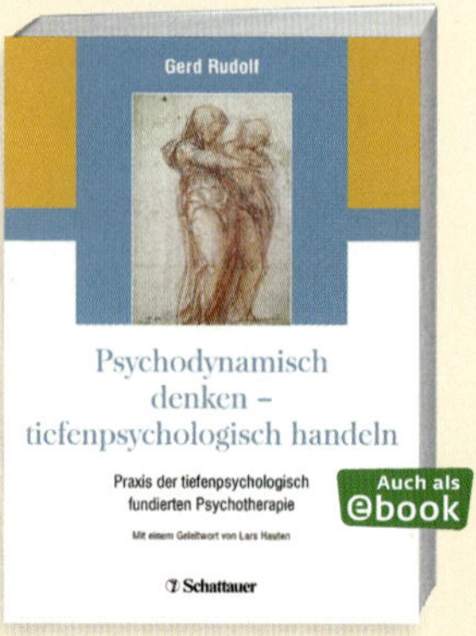

Gerd Rudolf

Psychodynamisch denken – tiefenpsychologisch handeln

Praxis der tiefenpsychologisch fundierten Psychotherapie

Mit einem Geleitwort von Lars Hauten
3. Nachdruck 2020 der 1. Auflage 2019
141 Seiten, broschiert
€ 25,– (D). ISBN 978-3-608-40015-1

Der »neue Rudolf« – ein kurzgefasster Leitfaden für »Meisterschülerinnen und -schüler«

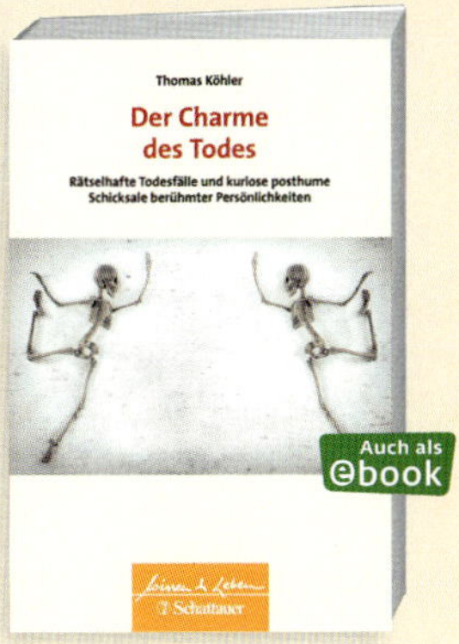

Thomas Köhler

Der Charme des Todes

Rätselhafte Todesfälle und kuriose posthume Schicksale berühmter Persönlichkeiten

Reihe Wissen & Leben
Herausgegeben von Wulf Bertram
2021. 172 Seiten, broschiert
€ 18,– (D). ISBN 978-3-608-40054-0

Berühmt-berüchtigt:
Von Schillers verschollenem Schädel, dem dramatischen Ertrinken Ludwigs II. – und vieles mehr!

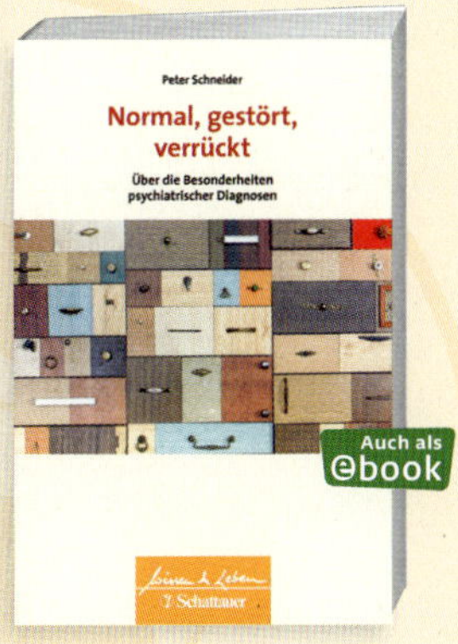

Peter Schneider

Normal, gestört, verrückt

Über die Besonderheiten psychiatrischer Diagnosen

Reihe Wissen & Leben
Herausgegeben von Wulf Bertram
1. Nachdruck 2021 der 1. Auflage 2020
192 Seiten, broschiert
€ 20,– (D). ISBN 978-3-608-40031-1

Psychiatrische Diagnosen verstehen

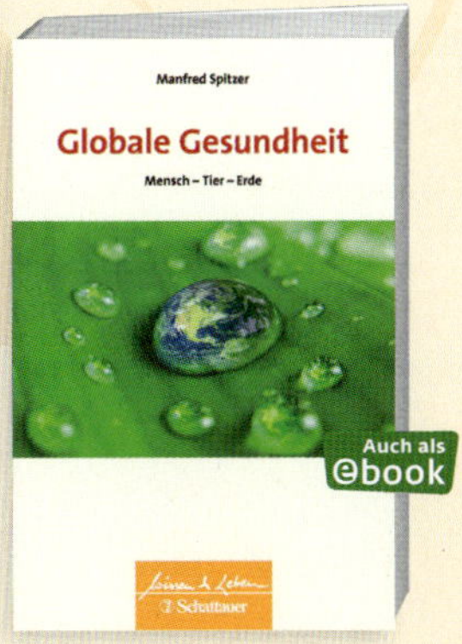

Manfred Spitzer

Globale Gesundheit

Mensch – Tier – Erde

Reihe Wissen & Leben
Herausgegeben von Wulf Bertram
2021. 288 Seiten, broschiert
€ 20,– (D). ISBN 978-3-608-40073-1

»Bleiben Sie gesund!« – und unser Planet am besten gleich mit …

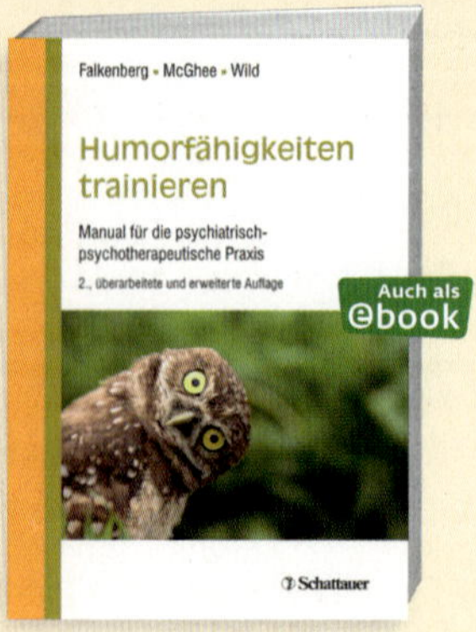

Falkenberg, McGhee, Wild

Humorfähigkeiten trainieren

Manual für die psychiatrisch-psychotherapeutische Praxis

2., überarbeitete und erweiterte Auflage 2021
120 Seiten, broschiert
€ 35,– (D). ISBN 978-3-608-40065-6

Humor in der Therapie wirksam einsetzen

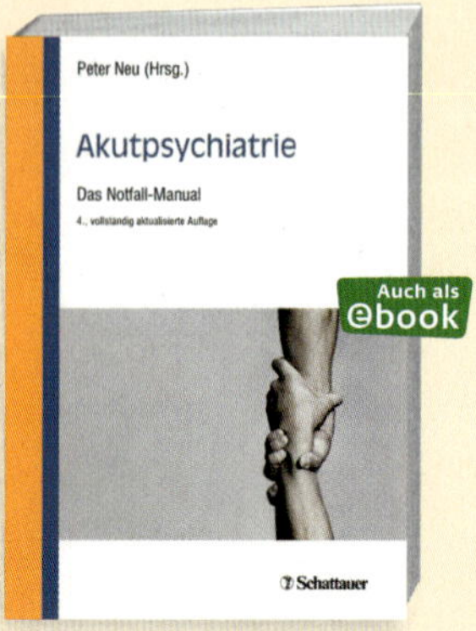

Peter Neu (Hrsg.)

Akutpsychiatrie

Das Notfall-Manual

4., vollständig aktualisierte Auflage 2021
274 Seiten, broschiert
€ 48,– (D). ISBN 978-3-608-40076-2

Psychiatrische Notfälle – Wie reagiere ich richtig?

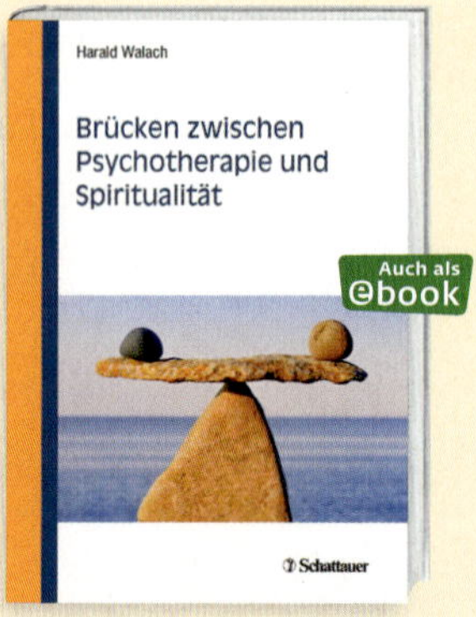

Harald Walach

Brücken zwischen Psychotherapie und Spiritualität

2021. 396 Seiten, gebunden
€ 45,– (D). ISBN 978-3-608-40056-4

Spiritualität als Ressource für uns Menschen

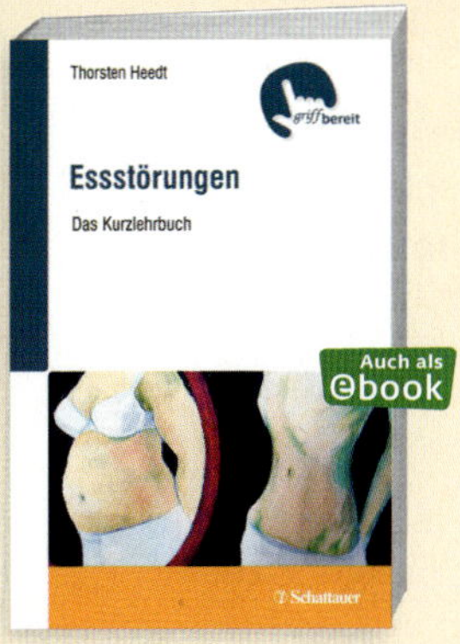

Thorsten Heedt
Essstörungen
Das Kurzlehrbuch

Reihe *griff*bereit
2021. 368 Seiten, broschiert
€ 38,– (D). ISBN 978-3-608-40043-4

Das kompakte Praxisbuch für die Behandlung von Anorexie, Bulimie, Binge-Eating-Disorder und Co.

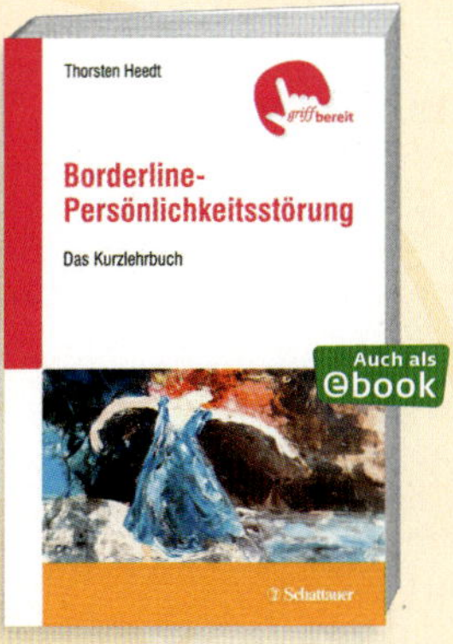

Thorsten Heedt
Borderline-Persönlichkeitsstörung
Das Kurzlehrbuch

Reihe *griff*bereit
2019. 294 Seiten, broschiert
€ 28,– (D). ISBN 978-3-608-40009-0

Das Borderline-Lehrbuch für die Kitteltasche

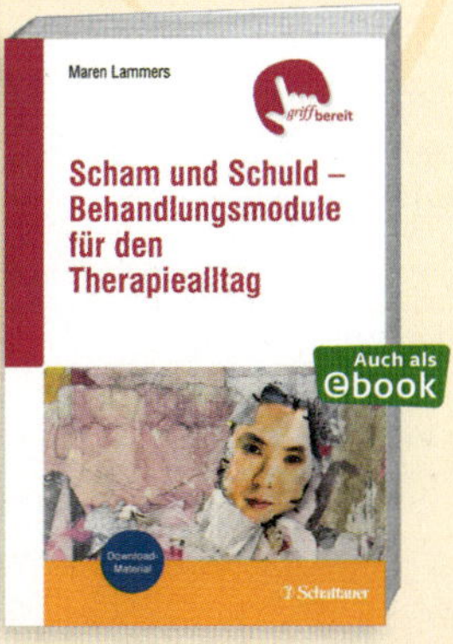

Maren Lammers
Scham und Schuld – Behandlungsmodule für den Therapiealltag

Reihe *griff*bereit
1. Nachdruck 2022. 214 Seiten, broschiert
€ 32,– (D). ISBN 978-3-608-40011-3

Kompakte Orientierung und konkrete Interventionen

Hanne Seemann

Psychosomatik

Online-Fortbildung mit Praxisfällen

In ihren Online-Fortbildungen auf lifelessons.de vermittelt Hanne Seemann ihr ganz persönliches Verständnis psychosomatischer Störungen und ihren beraterischen Ansatz in der Praxis.

Grundlagen, Haltung, Interventionen und kommentierte Fallverläufe wurden mit Liebe zum Detail speziell für Menschen in therapeutischen und beratenden Berufen aufbereitet. Zeitgleich sind ihre life lessons eine lebensphilosophische Bereicherung für jedermensch.

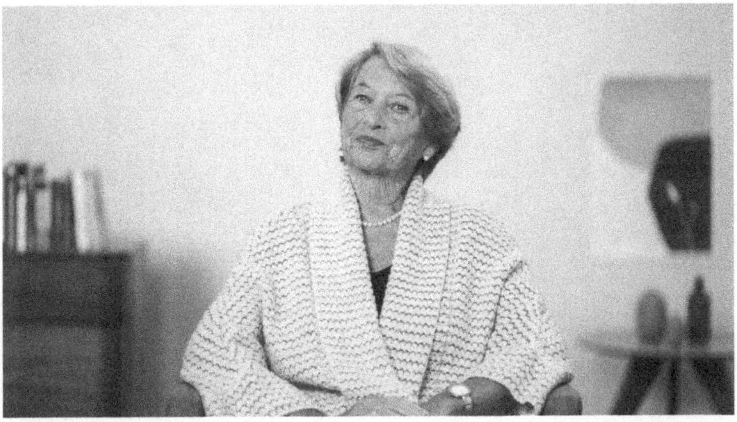

„'Freundschaft mit dem eigenen Körper schließen' war der Titel meines ersten Buches. Und 20 Jahre lang bin ich diesem Thema, der Psychosomatik, treu geblieben, habe es ausgearbeitet und vertieft.

Und nun: Die fabelhafte Gelegenheit, mit diesem wunderbaren life lessons-Team eine Zusammenschau zu geben dessen, was ich denke, was ich tue und vor allem: wie ich es tue. Man kann mir beim Arbeiten zuschauen - das wäre anders nicht möglich gewesen. Und das ist mir zum Ende meiner beruflichen Laufbahn eine große Freude." **Hanne Seemann**

www.klett-cotta.de/lebenlernen

Hanne Seemann

Schmerzen – Notrufe aus dem Körper

Hypnosystemische Schmerztherapie

Leben Lernen 302. 280 Seiten, broschiert. ISBN 978-3-608-89225-3

Chronischen Schmerz besser verstehen und wirksamer behandeln

Wenn der Körper uns mit der Beharrlichkeit und Vehemenz eines chronischen Schmerzes eine Störung meldet, sollten wir hinhören! Mit dem hier vorgestellten hypnosystemischen Ansatz kann das Schmerzgeschehen tiefer verstanden und wirksamer behandelt werden.

»Die Autorin flechtet immer wieder gekonnt Fallbeispiele und Geschichten ein und sorgt dadurch für Anschaulichkeit und Praxisnähe. Zudem demonstriert sie sehr sorgfältig eine therapeutische Haltung, die die Arbeit mit Schmerzpatienten deutlich erleichtert. Ein neues Standardwerk für alle, die mit Schmerzpatienten arbeiten.« *M.E.G.A.PHON*

»Sehr gut zu lesen, fundiert und mit fragendem Blick auf wissenschaftliche und gesellschaftliche Normen lässt dieses Buch innehalten und lädt zur Selbstreflektion ein.« *Ghita Benaguid, Deutsche Zeitschrift für zahnärztliche Hypnose*

Leben LERNEN
Klett-Cotta